# Dr ERNEST THIERS

Ancien interne des Hôpitaux de Lyon et de la clinique d'accouchements de la Charité
Ancien préparateur du cours de parasitologie

# ÉTUDE COMPARATIVE

## DE LA

# TÉNOTOMIE A CIEL OUVERT

### ET DE

## L'extirpation partielle du Sterno-cléido-mastoïdien

#### DANS LE TRAITEMENT DU TORTICOLIS CONGÉNITAL

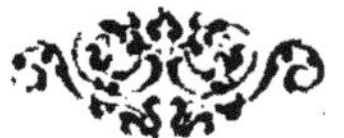

LYON

IMPRIMERIE ET LITHOGRAPHIE DU SALUT PUBLIC

71, RUE MOLIÈRE, 71

—

1904

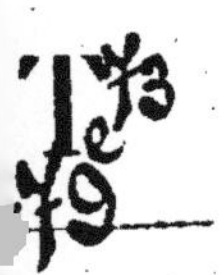

# Etude comparative de la Ténotomie à ciel ouvert

## ET DE

## L'EXTIRPATION PARTIELLE DU STERNO-CLÉIDO-MASTOIDIEN

### Dans le traitement du Torticolis congénital

## Dr ERNEST THIERS

*Ancien interne des Hôpitaux de Lyon et de la clinique d'accouchements de la Charité*
*Ancien préparateur du cours de parasitologie.*


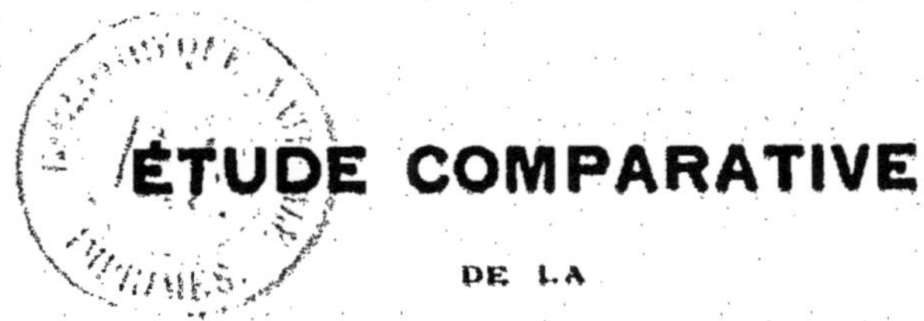

# ÉTUDE COMPARATIVE

## DE LA

# TÉNOTOMIE A CIEL OUVERT

### ET DE

## L'extirpation partielle du Sterno-cléido-mastoïdien

### DANS LE TRAITEMENT DU TORTICOLIS CONGÉNITAL

## LYON

### IMPRIMERIE ET LITHOGRAPHIE DU SALUT PUBLIC

71, Rue Molière, 71

**1904**

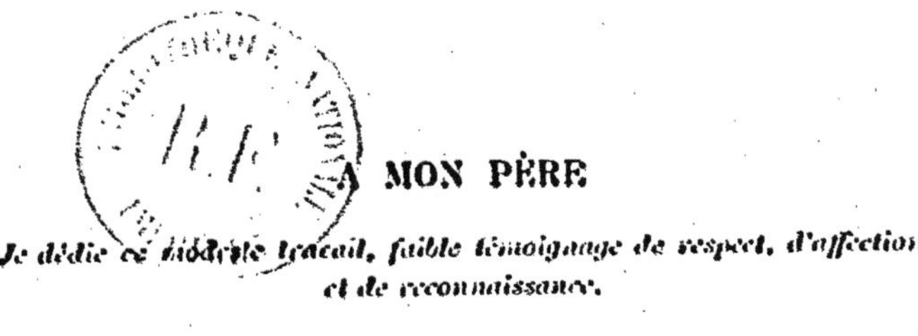

# A MON PÈRE

*Je dédie ce modeste travail, faible témoignage de respect, d'affection et de reconnaissance.*

# A MA MÈRE

# A MES MAITRES DE LA FACULTÉ

## Monsieur le Professeur LORTET
### Doyen de la Faculté de Médecine

*Dont j'ai eu l'honneur d'être le préparateur.*

## Monsieur le Professeur J. RENAUT

*Qui m'a ouvert les portes de son laboratoire et m'a fait profiter de son enseignement.*

# A MES MAITRES DANS LES HOPITAUX

## EXTERNAT

MM. le Professeur A. PONCET.
le Professeur agrégé ROCHET.
le Docteur CORDIER.
le Docteur MOLISSET.

## INTERNAT

MM. le Professeur JABOULAY.
le Professeur agrégé Auguste POLLOSSON.
le Professeur agrégé NOVÉ-JOSSERAND.
le Professeur agrégé CHATIN.
le Professeur agrégé CONDAMIN.
le Docteur PAULY.
le Docteur LECLERC.
le Docteur ALBERTIN.
le Professeur agrégé GANGOLPHE.
le Professeur FABRE, qui nous a fait l'honneur
d'accepter la présidence de notre thèse.

# INTRODUCTION

Lorsque nous étions interne dans le service de chirurgie infantile de la Charité, notre maître, M. Nové-Josserand, pratiqua l'extirpation partielle du sterno-mastoïdien, sur une série de malades atteints de torticolis. Ce procédé opératoire, auquel M. Mikulicz a laissé son nom, n'est guère employé par les chirurgiens français. On lui préfère ordinairement chez nous la ténotomie à ciel ouvert.

Il était intéressant de comparer les deux méthodes, c'est le but de ce travail.

Nous avons réuni d'une part les observations de ténotomie à découvert ; d'autre part celles de résection partielle pratiquées dans le service. Nous avons examiné nous-même nos malades, le plus longtemps possible après leur opération. Après avoir dit ce que nous avions vu, nous avons cherché à tirer quelques conclusions, sans avoir, au début de nos recherches, de préférence pour telle ou telle méthode.

Voici le plan que nous avons suivi. Tout d'abord nous indiquons les éléments de la déformation dans le torticolis (Ch. I) ; ensuite nous étudions la ténotomie sous-cutanée, et nous publions l'histoire de nos malades ténotomisés (Ch. II). Puis nous étudions la résection partielle, et nous présentons nos cas de résection (Ch. III). Dans un quatrième chapitre, nous comparons les deux méthodes.

*Nous remercions tout particulièrement M. Nové-Josserand, non seulement de nous avoir inspiré cette étude, mais surtout de nous avoir prodigué ses leçons avec tant de bienveillance, pendant les six mois où nous eûmes l'honneur d'être son interne à la Charité.*

————

# Etude comparative de la Ténotomie à ciel ouvert

## et de

# l'extirpation partielle du sterno-cléido-mastoïdien

### DANS LE TRAITEMENT DU TORTICOLIS CONGÉNITAL

---

## CHAPITRE I

*Les éléments de la déformation dans le torticolis
congénital.*

**A.** — LA RÉTRACTION DU MUSCLE.

**B.** — L'ASYMÉTRIE CRANIO-FACIALE.

**C.** — LA SCOLIOSE, SES DIFFÉRENTS TYPES.

Pour juger sainement de la valeur thérapeutique d'un traitement du torticolis, il est nécessaire de prendre chacun de éléments de la maladie et de voir quelles modifications y apporte chaque traitement préconisé. Aussi commençons-nous ce travail par l'exposé rapide des symptômes élémentaires de la déformation, quelque classique et banal que puisse paraître cet aperçu. La rétraction du muscle et les attitudes vicieuses qu'elle entraine, l'asymétrie cranio-faciale, la scoliose, tels sont les différents symptômes dont nous allons nous occuper.

## A. — La rétraction du muscle.

*La rétraction du sterno-cléido-mastoïdien* est, dans le torticolis, la lésion principale et initiale ; elle a sous sa dépendance immédiate l'attitude vicieuse pathognomonique de la tête ; cette mauvaise position est, dans bien des cas, la seule lésion appréciée du malade et de son entourage.

Quelques mots sur ce symptôme. Ordinairement unilatérale (on ne trouve qu'une observation de torticolis bilatéral, rapportée par Hildebrand), la rétraction du muscle malade amène son raccourcissement plus ou moins prononcé et pouvant, dans quelques cas, atteindre la moitié de la longueur du sterno-cléido-mastoïdien. Le plus souvent les deux chefs du muscle sont pris, mais l'accentuation prépondérante sur le chef sternal est de règle. Sous l'influence des travaux de Stromeyer, Dieffenbach, Bouvier et principalement de J. Guérin, — qui ont eu du moins le mérite d'insister sur la plus grande fréquence de la rétraction du chef sternal, — les auteurs ont eu une tendance à trop admettre cette localisation comme exclusive. C'était là une tendance erronée, car la rétraction du chef claviculaire est aussi très fréquente, mais souvent assez peu évidente pour qu'on ne la remarque pas ou pour qu'on la perçoive mal avant d'avoir libéré le chef sternal rétracté. « Quand on opère de préférence à ciel ouvert, lisons-nous dans la thèse d'Osten, on arrive à constater que la rétraction de ce chef est bien plus fréquente qu'il n'a été pendant longtemps classique de le déclarer. »

Certes, dans bien des cas, il faut interpréter ce raccourcissement du chef claviculaire dans le sens d'un « phénomène d'adaptation » aux conditions nouvelles de la statique du cou, adaptation à laquelle sont d'ailleurs soumis
les autres muscles cervicaux. Néanmoins, le chef claviculaire est souvent malade pour son propre compte,
Bouvier, Malgaigne, Guérin, Philips, etc., ont noté des
cas de rétraction prédominant et même exclusivement
localisée sur le chef claviculaire.

Histologiquement on trouve constamment des lésions de
*myosite interstitielle fibreuse*, plus ou moins intense,
plus ou moins localisée selon les cas. Et cette myosite
existe même lorsque le torticolis s'est établi pendant la vie
intra-utérine. Elle prédomine toujours dans le tiers ou la
moitié inférieure du muscle. Parfois plus étendue elle peut,
dans des cas graves ou anciens, occuper tout le muscle
(Bouvier, Robert (1), Marchessaux, Contesse (2) et
Guyon, et c'est à propos de cas analogues, que Volkmann,
Hadra et surtout Mikulickz (de Breslau) ont préconisé
l'extirpation totale dont Hendrix rapporta un cas à la
Société belge de chirurgie en 1897.

Macroscopiquement le muscle malade offre des aspects
très variables. Dans les cas les moins graves, la couleur
et l'aspect charnu sont conservés, sauf qu'on trouve à la
surface du sterno-cléido-mastoïdien malade, dans son tiers
inférieur, des mouchetures et des traînées blanc-grisâtres.
Si l'altération est plus étendue, le tissu fibroïde remplace
complétement le muscle, formant soit de simples inter-
sections tendineuses, soit des languettes de longueur

(1) Robert, *Gazette des Hôpitaux*, 1846, p. 174.
(2) Contesse, *Bulletin de la Société anatomique*, 1862.

variable, soit, le plus souvent, une masse fibroïde compacte, ressemblant à du tissu cicatriciel qui se prolonge plus ou moins haut à l'intérieur du muscle. Parfois enfin, nous le disions tout à l'heure, surtout chez les sujets âgés, la transformation occupe toute la longueur du muscle.

Quant au chef claviculaire, si son apparence macroscopique est normale quand il est fonctionnellement raccourci, il peut aussi présenter à l'œil nu les mêmes lésions que le chef sternal et les plus accentuées.

Nous n'oublierons pas de mentionner un fait d'une importance capitale et qui explique l'échec de certains traitements. C'est que la gaine aponévrotique périmusculaire est, elle aussi, toujours plus ou moins épaissie et rétractée, « la même sclérose pouvant exister jusque dans la gaine des vaisseaux (Ch. WALTHER) ».

La rétraction du sterno-cléido-mastoïdien fait que le muscle saillant forme une *corde* que l'on perçoit à la vue et surtout au toucher et que mettent en évidence les tentatives de redressement de la tête. *L'attitude vicieuse* de la tête en résulte aussi. Elle consiste en une inclinaison de la tête du côté malade, avec rotation de la face du côté sain.

L'inclinaison latérale et la rotation coexistent le plus souvent. Pourtant, HOFFA et MAASS prétendent que l'inclinaison latérale existerait isolée chez les jeunes enfants, la rotation serait secondaire. La rotation est très variable ; peut-être ces différences sont-elles en rapport avec la localisation de la myosite, la rétraction du chef claviculaire commandant l'inclinaison latérale ; celle du chef sternal, la rotation. Néanmoins, M. NOVÉ-JOSSERAND fait remarquer que cette explication n'est pas parfaitement d'accord avec les faits cliniques.

Cliniquement on apprécie l'inclinaison latérale en considérant la ligne médiane du visage, qui, de verticale, est devenue oblique et dont le prolongement vient tomber au niveau ou même en dehors de l'articulation sterno-claviculaire. Ou bien encore l'oreille peut servir de point de repère par la mensuration, comparative au côté sain, de la distance qui la sépare de l'épaule. La rotation se mesure par le déplacement du menton par rapport à la clavicule.

Du fait même de la rétraction du sterno-cléido-mastoïdien, les *mouvements de la tête* sont entravés. Un individu normal peut arriver à une amplitude des mouvements d'inclinaison latérale de la tête telle, que l'oreille affleure la ligne de l'épaule. Chez le malade atteint de torticolis, ce mouvement est limité, du côté sain, par la rétraction du muscle malade. Un excellent moyen d'apprécier dans quelle mesure les mouvements de latéralité sont revenus après une intervention, c'est de dire au malade de faire toucher son oreille à l'épaule ; on est ainsi fixé sur la limitation du mouvement d'inclinaison latérale et sur le degré de cette limitation.

Quant aux mouvements de rotation de la tête sur son axe vertical, il est aussi facile d'apprécier leur intégrité en faisant regarder le malade à droite et à gauche, les épaules étant immobilisées. Cette précaution est essentielle pour éviter le déplacement en masse du corps autour de son axe vertical, quand on commande un mouvement de rotation complète du côté du muscle rétracté à un malade atteint de torticolis.

### B. — L'asymétrie crânio-faciale.

*L'asymétrie crânio-faciale* est un symptôme très commun du torticolis; il a beaucoup excité la sagacité des auteurs au point de vue de sa pathogénie. La question n'est pas encore parfaitement tranchée, mais nous ne voulons pas énumérer ici les différentes explications qui ont été proposées. Remarquons seulement que l'atrophie peut être congénitale, MEIXHARDT SCHMIDT ayant constaté chez un enfant, au moment de la naissance, un torticolis avec atrophie de la face et du crâne, mais qu'elle existe aussi bien dans les torticolis acquis que dans les autres. En tout cas, ellepersiste souvent très longtemps, malgré les bons résultats du traitement sur les autres déformations.

Le plus souvent l'asymétrie crânio-faciale ne se voit bien que vers l'âge de 3 ou 4 ans. Elle augmente à mesure que l'enfant grandit, mais ses progrès s'arrêtent lorsque l'équilibre de la tête est rétabli.

L'atrophie porte non seulement sur les téguments et les muscles, mais aussi sur les os, pouvant toucher dans certains cas, l'hémicerveau lui-même, comme l'a indiqué BROCA, et amener des troubles de l'intelligence.

La partie atrophiée est généralement plus courte et un peu élargie ; la ligne médiane de la face décrit une courbure à convexité, dirigée vers le côté sain. Deux lignes horizontales passant, l'une par les yeux, l'autre par la bouche, ne sont pas parallèles, comme normalement, mais convergent vers le côté malade. Les yeux, parfois parallèles, peuvent ne plus être situés sur le même plan (yeux

en escalier, de J. GUÉRIN). « La courbure de l'arcade
alvéolaire est, dans les cas extrêmes, modifiée de telle
sorte que la série des incisives forme avec celle des
molaires un angle presque droit du côté sain et plus obtus
du côté malade. La voûte palatine est plus creuse, la
bosse frontale est aplatie du côté malade, la bosse pariétale
moins haute, mais plus large ». (1)

Nous tenons surtout à bien mettre en évidence ce point
que les tissus osseux sont eux-mêmes plus ou moins pro-
fondément déformés (crâne oblique ovalaire de DUBREUIL)
et que si le traitement permet l'arrêt de la déformation, il
doit être impuissant à y remédier dans les cas graves.
Nous reviendrons sur ce point en étudiant les résultats du
traitement. KRAUSSOX oppose les lésions crânio-faciales
aux lésions rachidiennes qu'il nous reste à étudier, et il
résume bien notre pensée en disant : « L'atrophie crâno-
faciale est constituée par de véritables malformations
osseuses qui apparaissent dès le début même de l'affection
et qui, résistant aux moyens employés pour le redressement, rendent souvent imparfait le résultat obtenu. »

### C. — La scoliose, ses différents types.

Nous arrivons aux *déformations de la colonne vertébrale.*

Purement mécaniques, ces déformations sont sous la
dépendance de l'inclinaison de la tête qui change les conditions de statique de l'organe céphalique. Si on remet la
tête en bonne attitude, il n'y a pas de raison pour que la

---

(1) Ex. NOVÉ-JOSSERAND, *Traité d'orthopédie.* (en publication).

déformation continue à s'accentuer ; au contraire, elle régressera, comme disparaît la scoliose liée à une coxalgie ancienne, si l'on fait porter une chaussure convenable qui corrige l'attitude vicieuse. C'est là pure question de temps, si toutefois les ligaments vertébraux ne maintiennent la scoliose par leur rétraction.

Il y a donc constamment dans le torticolis une scoliose cervicale dont la convexité est dirigée vers le côté sain et dont le sommet correspond à la quatrième cervicale (BOUVIER).

LORENZ a étudié de très près la façon dont réagit le reste du rachis au point de vue des scolioses. Il admet deux types de la déformation. Dans le type I, la scoliose est à une seule courbure et à convexité tournée vers le côté sain. Dans le type II de LORENZ, la déformation rachidienne comporte trois courbures, l'une cervicale moyenne dont la convexité est dirigée vers le côté sain, les deux autres cervicale supérieure et dorsale, regardant le côté malade par leur convexité.

Très fréquemment chez les malades atteints de torticolis, on note un *déplacement* plus ou moins prononcé *de la tête du côté sain*. Il s'agit là d'un *déplacement en totalité* et pour le bien mettre en évidence, on peut employer le procédé du fil à plomb. Un fil à plomb déterminant l'axe vertical médian du corps, on apprécie le déplacement en totalité parce qu'une plus grande partie de la tête se trouve placée du côté sain, à droite par exemple du fil à plomb, s'il s'agit d'un torticolis gauche, le malade étant examiné de dos. Avec LORENZ on doit attribuer cette attitude vicieuse à la courbure de compensation supérieure. Le symptôme est connu sous le nom de « *compensation occipitale de Lorenz* ».

La déformation de compensation diminue la tension du sterno-cléido-mastoïdien rétracté, en ce sens que ce muscle, au lieu d'être oblique en haut et en dehors, devient directement vertical. L'attitude droite de la tête en bénéficie, mais cette amélioration apparente aggrave le résultat final du traitement. En effet, pour peu que le torticolis soit ancien, la courbure rachidienne sous-occipitale est fixée par la rétraction des ligaments et persiste après le ténotomie.

# CHAPITRE II

## *La ténotomie dans le traitement du torticolis.*

**A.** — Historique : Ténotomie a ciel ouvert et ténotomie sous-cutanée.

**B.** — La ténotomie a ciel ouvert. — Technique. —
Soins consécutifs.

**C.** — Observations.

**D.** — Résultats.

## A. — Historique.

On peut distinguer trois périodes dans l'histoire de la
ténotomie. La première va jusqu'à DUPUYTREN (1822) ; on
peut l'appeler *la période de la ténotomie à ciel ouvert
avant l'antisepsie.* Isaac Minnius. Tulpius, Florianus,
Rooshuysen, etc., sectionnaient le tendon *supra clavi-
culæ os* au bistouri, au caustique ou aux ciseaux. Tous ces
chirurgiens semblent avoir négligé le traitement consécutif.

En 1821, Dupuytren eut encore recours à la section à
ciel ouvert, seule employée jusque-là, mais en 1822, il
imagina et pratiqua la première ténotomie sous-cutanée,
sur une jeune fille qui guérit au vingt-troisième jour, après
avoir porté un bandage plâtré pendant treize jours. La

période de *la ténotomie sous-cutanée*, opération de Dupuytren, date donc de 1822.

Lorsque Dupuytren eut montré la possibilité de la section sous-cutanée des deux faisceaux, son innocuité et son utilité, il eut de nombreux imitateurs. Stromeyer, Dieffenbach, en Allemagne ; en France, Bouvier, Guérin, Fleury, Duval, Delore (de Lyon), de Saint-Germain, etc.

Cette opération ne laisse pas de cicatrice disgracieuse ; c'est son principal avantage, peut-être le seul. Nombreux sont ses inconvénients. Elle est très souvent insuffisante à donner un bon résultat définitif et s'accompagne fréquemment de récidives, parce qu'elle est ordinairement incomplète et ménage les tissus fibreux aponévrotiques péri-musculaires, ou même ne permet pas une section et une libération complète du chef claviculaire. Elle est difficile ; elle est dangereuse par la possibilité — trop souvent prouvée — de blesser les gros vaisseaux et les nerfs normaux ou anormaux de la région (1). Elle demande toujours après un traitement orthopédique souvent très prolongé.

Aussi, malgré l'autorité de Dupuytren, la ténotomie sous-cutanée fut abandonnée. Ce n'est qu'en 1885 que commence la troisième période, celle de *la ténotomie à ciel ouvert avec l'asepsie opératoire.*

Volkmann surtout contribua à donner l'élan et à faire revivre la vieille méthode, plus sûre et préférable, avec l'asepsie.

Signalons la discussion mémorable du 25 juin 1890, à la

---

(1) Les dispositions anatomiques normales ou anormales de la région ont été bien étudiées, en particulier, dans la thèse de Malbrac, (Bordeaux 1885), et dans celle de l'écn. Montpellier 1897.

Société de chirurgie, qui consacre le triomphe de la ténotomie à ciel ouvert, défendue surtout par KIRMISSON, au
sujet d'un opéré de PHOCAS (de Lille).

Quelques dissidents ont élevé la voix en faveur de la
méthode de DUPUYTREN : en 1890, GROSS (de Nancy)
plaide sa cause dans la *Semaine médicale*, mais il est
forcé d'avouer certains inconvénients de la méthode qu'il
préconise.

A l'heure actuelle, la question paraît jugée (1) : la
ténotomie sous-cutanée reste un procédé d'exception, dont
sont justiciables seulement quelques cas très bénins, loca-
lisés au chef sternal, par exemple, et dont les porteurs
sont des jeunes filles chez lesquelles on veut éviter la
moindre cicatrice cervicale.

Si la ténotomie à ciel ouvert a rallié l'unanimité des
suffrages, c'est qu'elle constitue une opération facile, bien
réglée, très souvent complète et suffisante ; c'est qu'elle
ne nécessite pas, après elle, un traitement orthopédique
longtemps prolongé.

Néanmoins, ce n'est pas là un traitement parfait, la
récidive peut se voir après la ténotomie à ciel ouvert la
mieux conduite, et nous publions deux observations où
cette opération n'a pas suffi (obs. XV, obs. XVI).

L'insuffisance de ces résultats suscita un procédé nouveau : *la résection du muscle malade*, résection totale ou
partielle, surtout préconisée par MIKULICKZ (de Breslau).
A vrai dire, celui-ci ne fut pas le premier à pratiquer l'ex-

---

(1) A la suite de VOLKMANN, BILLROTH, LORENZ, HEINEKE, BRADFORD,
KEETLEY, LEVRAT, LANNELONGUE, LUCAS-CHAMPIONNIÈRE, etc..., adop-
tèrent la ténotomie à ciel ouvert, qui est restée la méthode de choix des
chirurgiens allemands.

tirpation du muscle rétracté. En effet, lorsque VOLKMANN en 1885, réhabilita la ténotomie à ciel ouvert, il publia des observations dans lesquelles on note non seulement la ténotomie, mais aussi la résection partielle du sterno-mastoïdien. Ce complément opératoire ne fut cependant pas érigé par VOLKMANN en méthode spéciale; ce chirurgien attira surtout l'attention sur le procédé de section à découvert.

Nous reprendrons tout à l'heure l'histoire de l'extirpation du muscle rétracté ; auparavant nous tracerons le manuel opératoire de la ténotomie à ciel ouvert ; puis nous publierons la série de nos observations dans lesquelles M. NOVÉ-JOSSERAND a eu recours à cette méthode.

## B. — La ténotomie à ciel ouvert.

Les différents procédés qui ont été préconisés pour la ténotomie à ciel ouvert, ne diffèrent guère que par la direction donnée à l'incision. Nous serons brefs à ce sujet, renvoyant le lecteur à la thèse de PECH et à l'ouvrage de REDARD (1), où il trouvera plus de détails sur chacune des incisions. Notre but est surtout de dire par quelle méthode nos malades ont été opérés ; nous rapporterons donc ici le manuel opératoire de M. NOVÉ-JOSSERAND.

En principe l'incision doit être aussi courte que possible, pour mieux dissimuler la cicatrice, mais cependant assez grande pour permettre de bien voir dans la plaie et de conserver tous les avantages de l'opération à ciel ouvert.

L'incision a été le plus souvent oblique de haut en bas et de dehors en dedans, entre les deux chefs du sterno-cléidomastoïdien.

« Après section de la peau, du peaucier, de l'aponévrose superficielle, on arrive sur le muscle dont on ouvre la gaine. Le chef sternal se présente d'abord, on l'isole sur ses deux bords et sur sa face profonde, puis on le charge sur la sonde cannelée et on le sectionne à petits coups de bistouri. On se porte ensuite en dehors, où le chef claviculaire est traité de même. Mais l'intervention ne doit jamais s'en tenir là. Il faut pencher la tête du côté sain, tandis qu'un doigt explore la plaie dans la profondeur ; on rencontre alors quelquefois des fibres musculaires qui ont échappé à la résection et surtout des brides fibreuses qui résultent de la rétraction du *fascia superficialis* et de la gaine du sterno-cléido-mastoïdien. Ces tissus sont tantôt coupés prudemment entre deux pinces, après avoir été reconnus avec soin, tantôt dilacérés avec les doigts. Il faut découvrir largement la face antérieure de la veine jugulaire, poursuivre la libération du côté médian et vers le creux sus-claviculaire aussi loin qu'on sent des résistances, et s'arrêter seulement lorsque les tissus sont souples et ne s'opposent plus au redressement. L'hémorrhagie est à peu près nulle ; seule l'hémostase du muscle demande quelques soins. Puis on suture, sans drainage ; la suture intradermique a l'avantage d'être un peu moins visible. »

Le pansement est fait de façon à maintenir l'hypercorrection sans que l'on emploie pour cela de bandes plâtrées ou apprêtées ; et le malade est immédiatement suspendu sur son lit incliné. L'appareil employé est le collier ordinaire de l'appareil à suspension de Sayre. On le fixe à la tête du lit et on le dispose de telle façon que,

---

(1) PICou, *Thèse*, Montpellier, 1897. — REDARD, *Le torticolis et son traitement*, 1898, et *Chirurgie orthopédique*.

même au lit, l'hypercorrection soit maintenue. Pas de poids, pour assurer l'extension, autre que celui du corps de l'enfant. La tête du lit est surélevée de 25 centimètres environ ; une planche a été préalablement glissée entre les deux matelas.

Le malade reste nuit et jour dans cette position ; au bout du huitième jour on enlève les fils et on commence les séances de massage et la mécanothérapie. Dès le début, la suspension est supprimée seulement à l'heure des repas. Du quinzième au vingtième jour, l'enfant quitte le service et l'on continue chez lui le massage et la gymnastique plus ou moins longtemps, selon les résultats obtenus.

On ne trouvera pas dans chacune de nos observations le détail du traitement. C'est qu'en effet on s'est toujours conduit de la même façon, sauf les cas où un traitement spécial (minerve, collier rigide) est mentionné dans le texte de l'observation.

Comme second temps nécessaire du traitement, LORENZ préconise le redressement en un temps, sans anesthésie, de la scoliose cervicale. Après avoir fait exercer à la tête un mouvement de rotation dans le sens de la correction, il redresse l'inclinaison latérale en appliquant les pouces en avant et en arrière de l'oreille, du côté de la déformation, tandis que les autres doigts étendus et placés sur la convexité de la courbure du rachis cervical, font un effort et tendent à la redresser. Ce redressement doit être lent, progressif et prudent et durer de quinze à vingt minutes.

C'est évidemment là un complément très utile de la ténotomie. On ne le trouvera cependant pas mentionné dans nos observations. En effet, dans une tentative de ce genre, M. Nové-Josserand a vu mourir un enfant de sept ans sur la table d'opérations. Reiser a publié un cas analogue. Voilà pourquoi nous ne conseillons pas cette manœuvre dangereuse. Mais il faut savoir que ce redressement immédiat a de nombreux partisans, ainsi Redard le donne comme règle après la ténotomie.

Après l'opération qu'advient-il au niveau du muscle sectionné? L'espace compris entre les deux chefs du muscle coupé se comble d'un tissu fibreux, assez épais parfois pour donner tout d'abord l'impression d'une récidive. Ensuite, sous l'influence du traitement consécutif, ce tissu s'assouplit. Les auteurs insistent sur la nécessité de poursuivre ce traitement pendant longtemps. Dans nos observations, il a dû être le plus souvent négligé après la sortie de l'hôpital, et cependant les résultats ne sont pas mauvais.

Après l'opération, quels soins doit-on donner au malade?

Pour traiter convenablement un torticolis, il ne suffit pas de redresser la tête et de la mettre dans une bonne position, il faut aussi maintenir le redressement. On a préconisé de nombreux appareils appliqués soit immédiatement, soit quelques jours après la ténotomie. Depuis le rapport de Tillaux à la Société de chirurgie en 1890, on admet qu'il n'y a pas avantage à en différer l'application jusqu'à la cicatrisation de la plaie opératoire.

A *priori*, la minerve plâtrée semble être un appareil excellent. Composée d'une partie pelvienne et thoracique, destinée à prendre un solide point d'appui, et d'une partie céphalique, qui emboîte la tête, elle permet, — dit Ch. Walther, — non seulement d'agir sur l'inclinaison latérale, mais aussi d'agir sur la rotation toujours difficile à corriger.

M. Nové-Josserand a traité ainsi l'enfant M... (obs. IV); les résultats ont été insuffisants (1). Aussi n'en est-il pas partisan. Ce n'est pas du reste à cause d'un seul cas qu'il s'est fait cette opinion, mais parce que, — ainsi que le prouvent nos observations, — la minerve n'est pas nécessaire et ne donne pas contre la récidive une garantie sérieuse. Alors pourquoi ne pas rejeter la minerve et ne pas recourir de suite à la suspension et aux exercices actifs de redressement, qui nous ont généralement donné de bons résultats, comme nous le verrons plus loin ?

En théorie, avec la minerve plâtrée, il semble facile de maintenir l'hypercorrection ; pratiquement il n'en est pas ainsi. Les inconvénients de la minerve plâtrée nous paraissent occasionnés surtout par le phénomène suivant : sous l'influence de l'adaptation progressive de l'appareil, la position d'hypercorrection peut être modifiée d'autant plus que l'enfant a une tendance à soulever l'épaule du côté malade, malgré l'obstacle apporté par l'appareil, et à changer ainsi l'attitude dans laquelle le chirurgien croit son malade maintenu. Cette imperfection peut paraître insignifiante ou passer inaperçue jusqu'à l'ablation du plâtre. C'est, d'autre part, un appareil lourd, pénible et gênant.

Les mêmes reproches s'adressent aux minerves en cuir, et c'est pour toutes ces raisons qu'on a cherché un autre moyen. Les appareils à traction élastique de Sayre, de Kirmisson, tels qu'ils sont décrits dans tous les traités, sont bien préférables.

---

(1) Dans l'observation XI, on a appliqué un appareil plâtré, mais c'était un collier, non pas une vraie minerve. Les résultats ont été bons.

Ce fut VOLKMANN qui préconisa l'extension continue dont fait usage M. NOVÉ-JOSSERAND ; GROSS entre autres, s'en sert aussi. Le gros avantage de ce procédé est de permettre la surveillance étroite et journalière du malade dont on traite la déformation en quelque sorte à découvert.

En B, nous avons décrit le mode d'extension au lit, en usage à la Charité de Lyon, et le temps pendant lequel on l'emploie ; ici, nous ajouterons seulement, pour être complet, quelques détails sur les exercices et le massage. Tous les deux jours on fait au malade des séances de massage au niveau du muscle opéré, et cela dès que la cicatrisation le permet. A partir du huitième jour, les malades sont, trois fois par jour, d'une façon régulière, et pendant cinq minutes au minimum, suspendus verticalement à l'appareil de SAYRE. La nuit on les remet sur leur lit incliné, d'où jusque-là, on ne les sortait qu'au moment des repas. A la même époque commencent les exercices. Ceux-ci sont de deux sortes : *actifs* ou *passifs*, ils sont quotidiens. *Dans les exercices actifs*, les malades font au commandement, et sous la surveillance d'une personne expérimentée, des mouvements d'inclinaison latérale et de rotation de la tête. Pour l'inclinaison, on cherche à obtenir l'attouchement de l'oreille à l'épaule, celle-ci étant relevée au minimum ; pour la rotation, on évite le déplacement du corps autour de son axe vertical, en maintenant le tronc comme nous l'avons indiqué plus haut. Alternant avec ces mouvements volontaires, actifs, les *mouvements passifs* sont obtenus régulièrement. Pour cela, l'enfant est assis sur les genoux d'un infirmier ou sur un siège devant celui-ci. L'inclinaison latérale et la rotation de la tête sont alors effectuées, mais ici ce n'est plus la volonté de l'enfant qui intervient, c'est la main de l'infirmier qui produit le mouvement désiré. On évite naturellement toute violence dans cette manœuvre, mais on cherche toujours à obtenir, le plus possible, un mouvement complet et on a toujours soin d'empêcher l'enfant de limiter celui-ci, en prenant la précaution d'immobiliser, soit l'épaule pour l'inclinaison, soit le tronc pour la rotation.

Quand le malade quitte le service, on donne aux parents des instructions pour que les exercices et le massage soient continués à domicile. Ces instructions ne sont pas suivies, la plupart du temps.

On remarquera que le même traitement a été employé après nos ténotomies et après nos résections partielles. Nous ne reviendrons donc pas plus loin sur la description du traitement post-opératoire.

## C. — Observations.

Nous présentons maintenant treize observations inédites que nous avons recueillies dans le service de M. Nové-Josserand. Nous les avons classées selon l'âge des malades, en trois groupes :

1° Malades opérés avant l'âge de 4 ans : deux cas.

2° Malades opérés entre 4 et 8 ans : neuf cas.

3° Malades opérés de 8 à 12 ans : deux cas.

On peut ajouter deux autres observations, que nous avons publiées avec celles des résections partielles, mais qui, en réalité, sont mixtes, puisque une première ténotomie à ciel ouvert a été insuffisante et que l'on a fait ensuite une résection. Ces deux cas, qui sont des échecs de la ténotomie, portent donc à quinze le nombre de nos malades.

---

## PREMIER GROUPE

*Malades opérés avant quatre ans.*

---

## OBSERVATION I

(Cu..., Louis, 3 ans.)

**Résumé.** — *Torticolis congénital gauche. — Section à ciel ouvert des deux faisceaux du sterno-cléido-mastoïdien. — Extension continue sur le plan incliné (21 novembre 1902). Résultat bon après vingt-un mois.*

HISTOIRE CLINIQUE. — Accouchement au forceps. L'attitude vicieuse a été constatée dès les premiers mois de la vie.

*A l'entrée:* Tête inclinée sur l'épaule gauche, moyennement fléchie, avec rotation légère vers la droite. Le cou est déformé par le fait du raccourcissement du chef *claviculaire* du sterno-cléido-mastoïdien gauche, qui s'étend comme une corde de la mastoïde à la partie moyenne de la clavicule. Le chef *sternal* ne *paraît* pas sensiblement compromis ; il a conservé sa souplesse et ne semble pas rétracté. Scoliose dorsale à convexité gauche, et cervicale à convexité droite sans déformation de torsion. Légère asymétrie du visage consistant surtout en ce que l'œil gauche est sur un plan un peu moins élevé que l'œil droit. La bosse frontale gauche est un peu moins saillante que la droite.

OPÉRATION (21 novembre 1902). — Section à ciel ouvert des *deux* faisceaux du sterno-cléido-mastoïdien, car le chef sternal est reconnu rétracté. Suspension sur le plan incliné.

RÉSULTAT (30 août 1901). — Le petit malade ne pouvant revenir
se montrer, notre ami, le docteur Arilau l, de Coadrieu, a bien voulu
l'examiner et nous a donné les renseignements suivants :

Rectitude presque parfaite de la tête. On ne sent plus le sterno-
cléido-mastoïdien sectionné. Mouvements complets et libres. Persistance de l'asymétrie faciale ; l'œil gauche parait toujours plus
bas que le droit. Il persiste une légère scoliose cervicale à convexité
droite. La cicatrice, en très bon état, est peu visible.

L'enfant a été revu vingt mois seulement après l'opération.
Malgré cela les résultats sont bons puisque les deux malformations
qui persistent, *moins atténuées* déjà sensiblement, sont l'asymétrie
faciale et la scoliose. La rectitude de la tête n'est cependant pas
absolument parfaite.

---

## OBSERVATION II

### (Den..., Victor-Emile, 3 ans 1 2.)

**Résumé.**—*Torticolis congénital gauche.— Section à ciel ouvert
des deux chefs du sterno-cléido-mastoïdien au tiers inférieur (22 décembre 1897). — Suture intradermique. —
Suspension. — Massage.
Excellents résultats après six ans et demi.*

HISTOIRE CLINIQUE. — Pas de renseignements sur l'accouchement. Torticolis congénital gauche typique dont la date du début
n'a pu être précisée. Forte inclinaison de la tête sur l'épaule gauche
avec rotation du côté droit. Le sterno-cléido-mastoïdien gauche fait
un relief très accentué appréciable à la vue et au toucher. L'inclinaison de la tête à droite est limitée et la rotation du côté gauche
impossible. Des deux chefs du muscle, le chef sternal *parait seul*
rétracté. La mensuration accuse un raccourcissement de deux centimètres. Intégrité des autres masses musculaires du cou. Très peu
de scoliose de compensation. Pas de douleurs. Un peu d'asymétrie
faciale.

OPÉRATION (22 décembre 1897). — Incision transversale à deux centimètres au-dessus de l'articulation sterno-claviculaire ; section à ciel ouvert des deux chefs du muscle rétracté ; manœuvres de redressement. *Traitement consécutif :* L'enfant est couché sur un plan incliné avec tractions céphaliques. Séances de suspension ; massage.

L'enfant sort le 1er janvier 1898, très amélioré.

RÉSULTATS ÉLOIGNÉS (23 juillet 1901). — Nous n'avons pas pu revoir nous-même l'enfant. Son père nous donne les renseignements suivants : Il est enchanté du résultat obtenu. Actuellement, — c'est-à-dire six ans et demi après l'opération, — la tête est dans la rectitude absolue. On ne sent et on ne voit pas de saillie musculaire du côté opéré. Les mouvements d'inclinaison et de rotation de la tête sont libres, indolores et complets. La figure est régulière, la cicatrice insignifiante. Le père n'a pas répondu à notre question au sujet de la scoliose.

En somme les résultats sont parfaitement bons. L'attitude vicieuse a disparu, la tête est parfaitement droite, la cicatrice a évolué normalement, les mouvements sont complets. La scoliose de compensation, qui était du reste légère, a *probablement* disparu (1).

# DEUXIÈME GROUPE
*Malades opérés entre 4 et 8 ans.*

---

## OBSERVATION III
(Poi..., Berthe, 5 ans.)

**Résumé** : *Torticolis congénital droit. — Section à ciel ouvert (21 septembre 1900). — Suspension sur le plan incliné. Excellents résultats constatés quatre ans après l'opération.*

HISTOIRE CLINIQUE. — Accouchement par le siège. La mère n'a pas constaté d'hématome ni de tumeur sur le sterno-cléido-mastoïdien droit pendant les premiers jours de la vie. La déformation a été précoce sans qu'on puisse préciser davantage. Le 20 septembre 1900, l'enfant est examinée. Très légère inclinaison de la tête sur l'épaule droite ; le menton est tourné à gauche. On peut assez facilement, et sans douleur pour la malade, redresser la tête jusqu'à la position normale. Le sterno-cléido-mastoïdien est rétracté, on le sent tendu sous le doigt. Légère asymétrie crâno-faciale : le sourcil, l'aile du nez et la commissure droite de la lèvre sont légèrement déviés en bas. Scoliose dorsale assez prononcée à convexité droite.

OPÉRATION (21 septembre 1900). — Myotomie à ciel ouvert du sterno-cléido-mastoïdien. Pas d'incidents. Suspension sur le plan incliné.

RÉSULTATS. — Le 26 août 1901, la petite malade revient à la charité pour une vulvite. Elle est examinée par le docteur Piollet, suppléant M. Nové-Josserand et par nous-même au point de vue de son torticolis. La tête est en position normale, parfaite. Tous les mouvements sont possibles, complets et indolores et dans la rotation on ne sent pas le sterno-cléido-mastoïdien se tendre. Il n'y a plus de scoliose. Persistance d'un très léger degré de surélévation de l'épaule droite.

La cicatrice est très bonne et forme une ligne blanchâtre peu visible.

Donc résultats parfaits à tous les points de vue. Il est à croire que la très légère surélévation de l'épaule droite, — qu'il faut rechercher parcequ'elle ne frappe pas les yeux — disparaîtra complétement. Il faut remarquer aussi que l'attitude vicieuse de la tête était avant l'opération assez facilement réductible.

---

## OBSERVATION IV

### (Mox..., Joseph, 6 ans.)

**Résumé.** — *Torticolis congénital (?) gauche — Section à ciel ouvert. — Minerve plâtrée.*
*Résultats insuffisants. Malade perdu de vue.*

OBSERVATION CLINIQUE. — L'enfant a eu du rachitisme qui s'est traduit par de la faiblesse des jambes. Il y a un an que la mère s'est aperçue que l'enfant tenait la tête légèrement penchée du côté gauche. Depuis un mois, augmentation de l'attitude vicieuse : corde musculaire au niveau du sterno-cléido-mastoïdien gauche.

*A l'entrée :* La tête est penchée à gauche avec légère rotation tournant la face à droite. Le sterno-cléido-mastoïdien gauche très tendu, est contracturé.

OPÉRATION. — Le 4 avril 1898 on fait la section à ciel ouvert du muscle rétracté. Minerve plâtrée.

RÉSULTATS. — Le 23 juin 1898, c'est-à-dire deux mois et demi après la première intervention le malade fait un nouveau séjour à l'hôpital. On l'examine alors et on note les points suivants : la tête est toujours notablement déviée et regarde en haut et du côté opposé. Intégrité des muscles de la nuque et de ceux de la moitié droite du cou. Asymétrie faciale, légère atrophie de la moitié gauche, l'épaule gauche est un peu relevée. Le sterno-cléido-mastoïdien sectionné est moins sensible sous la peau. La *cicatrice* est un peu enflammée : bourgeon charnu présentant l'aspect d'une kéloïde au début. Les muscles du côté sain ne sont pas paralysés, ils se tendent sous l'effort mais sont impuissants à redresser la tête. La rotation en dehors est un peu corrigée, mais l'inclinaison est toujours assez marquée. Pas de douleurs.

Il nous a été impossible de retrouver l'enfant dont les parents ont quitté Lyon presque immédiatement après cet examen.

---

## OBSERVATION V

(Bz...., Marie-Louise, 6 ans.)

**Résumé.** — *Torticolis congénital gauche. — Section à ciel ouvert des deux chefs du sterno-cléido-mastoïdien et débridement de l'aponévrose. — Suspension sur le lit incliné. Bon résultat constaté un mois et demi après l'opération.*

HISTOIRE CLINIQUE. — Accouchement par le siége, long et laborieux. Les parents n'ont pas remarqué de tumeur ni d'hématome au niveau du sterno-cléido-mastoïdien, mais depuis la naissance, l'enfant a eu une mauvaise attitude de la tête qu'elle penchait sur l'épaule gauche. Cette attitude vicieuse a beaucoup augmenté depuis deux mois.

*A l'entrée* : La tête est penchée sur l'épaule gauche dans une inclinaison telle que l'axe de la figure prolongé rencontre le mamelon droit. De plus, légère déviation de la tête en masse sur la droite, par rapport au fil à plomb correspondant à l'axe du corps.

L'épaule gauche fait une forte saillie très disgracieuse, soit qu'on regarde l'enfant de face, soit surtout qu'on l'examine de dos. C'est la déformation qui prédomine avec l'inclinaison sur le côté gauche. L'omoplate gauche est surélevée d'un centimètre et demi.

Scoliose cervico-dorsale à convexité gauche sans bourrelet musculaire appréciable.

Légère asymétrie faciale. Le plan des yeux est oblique, relevé du côté droit. Atrophie légère de la moitié gauche de la face.

Le sterno-cléido-mastoïdien gauche fait une corde saillante, surtout par son chef sternal qui paraît surtout limiter le redressement. L'enfant ne peut faire toucher l'oreille droite à l'épaule, ce qu'elle fait à gauche. Il semble aussi y avoir des adhérences aponévrotiques, car la peau est très tendue et il se forme des plis si on fait l'inclinaison et la rotation à droite.

OPÉRATION. — Le 31 août 1901, M. le docteur Piollet, suppléant M. Nové-Josserand, fait la section à ciel ouvert des deux chefs du sterno-cléido-mastoïdien gauche. Il sectionne l'aponévrose cervicale tendue et fait au doigt un large débridement. Trois points de suture. Drain. Suspension immédiate sur le lit incliné que l'enfant quitte seulement pour prendre ses repas.

RÉSULTATS. — Le 13 octobre 1901, un mois et demi après l'opération, l'attitude de la tête est bonne, mais le déplacement en totalité sur la droite persiste. De même persistance de la scoliose. Les mouvements sont complets et permettent à l'oreille de toucher l'épaule. Pas de dépression ; le muscle est reconstitué. L'asymétrie faciale persiste.

On continue le traitement : gymnastique et suspensions intermittentes.

---

## OBSERVATION VI

### (Har..., Pauline, 4 ans.)

**Résumé.** — *Torticolis congénital droit. — Section à ciel ouvert. Suspension sur le plan incliné.*
*Après deux ans et demi, résultat excellent sauf que l'inclinaison latérale est un peu réduite.*

Accouchement au forceps.

OPÉRATION. — On n'a pas de renseignements sur l'état détaillé et précis de la malade avant l'opération. Celle-ci a consisté en une ténotomie à ciel ouvert du sterno-cléido-mastoïdien droit. Pas d'appareil d'immobilisation ; plan incliné.

RÉSULTATS. — Deux ans et demi après la ténotomie, M. Nové-Josserand note ce qui suit : Tête en bonne attitude. Epaules également hautes et également longues. Légère scoliose dorsale inférieure à convexité gauche avec un peu d'asymétrie des hanches. Pas de torsion appréciable.

Attitude de la tête correcte ; forme du cou entièrement normale ; la cicatrice ne se distingue pas. Le muscle s'est reconstitué ; on distingue ses deux chefs. Les mouvements de la tête sont normaux en tous sens excepté l'inclinaison à gauche du côté sain, qui est légèrement réduite.

Cette réduction de l'inclinaison latérale est le seul point insuffisant du résultat.

---

## OBSERVATION VII

### (Po..., Delphine, 7 ans.)

**Résumé.** — *Torticolis congénital droit. — Section à ciel ouvert (7 septembre 1903) des deux chefs et de quelques brides aponévrotiques. — Suture intradermique. — Suspension au lit.*
*Bons résultats constatés un an après l'opération.*

HISTOIRE CLINIQUE. — Rien dans les antécédents. Présentation du sommet, pas de forceps, pas de tumeur ni d'hématome du sterno-cléido-mastoïdien constatés après la naissance. L'enfant n'a jamais fait de grande maladie. Elle avait trois ans quand les parents s'aperçurent de la déformation.

A l'entrée : Rétraction du chef claviculaire du sterno-cléido-mastoïdien droit, amenant une inclinaison de la tête dont la valeur n'est pas appréciée dans l'observation mais qui était moyenne d'après les renseignements rétrospectifs, et s'accompagnait de rotation de la face du côté opposé. Asymétrie cranio-faciale peu accusée : le côté droit est légèrement abaissé par rapport au côté gauche et sur un plan un peu antérieur; l'œil droit est plus bas que l'œil gauche. Pas de strabisme. Légère scoliose cervico-dorsale à convexité dirigée à gauche; pas de points douloureux dans la colonne.

OPÉRATION (7 septembre 1901). — Section à ciel ouvert du chef claviculaire et d'une partie du chef sternal; section de quelques brides d'aponévrose. Le redressement est facilement obtenu. Suture intradermique. Suspension sur le lit incliné.

Le 16 septembre 1903 on examine l'enfant. Réunion par première intention. Le redressement est parfait.

Le 5 novembre 1903 : attitude de la tête bonne. Les mouvements sont libres sauf l'inclinaison sur l'épaule gauche qui est légèrement réduite. Le sterno-cléido-mastoïdien est reconstitué. Il persiste seulement une légère surélévation de la ligne de l'épaule droite, sans scoliose.

Septembre 1904. — Un an après l'opération, nous examinons la malade. La tête est en rectitude parfaite; l'épaule droite fait encore une légère saillie. Le mouvement d'inclinaison latérale à gauche est complet, mais fait saillir quelques brides molles le long du bord postérieur du muscle qui est reconstitué. Pas de douleur. La cicatrice est à peine visible. Scoliose nulle. Atrophie faciale presque nulle à droite.

On peut considérer ce cas comme très bon, puisque tous les éléments de la déformation ont été notablement modifiés ou ont complétement disparu un an seulement après l'opération.

## OBSERVATION VIII

(Maz..., Lucie, 7 ans.)

**Résumé.** — *Torticolis congénital droit. — Section à ciel ouvert des deux chefs du sterno-cléido-mastoïdien. — Suspension sur plan incliné. — Pleurésie intercurrente.*
*Résultats insuffisamment appréciables pour ce qui est de la scoliose, à peu près satisfaisants pour les mouvements et l'attitude.*

HISTOIRE CLINIQUE. — Accouchement par le siège. La déformation a été précoce, mais elle n'a bien été remarquée par les parents que lorsque l'enfant s'est mise à marcher, à seize mois.

*A l'entrée :* La tête est penchée sur l'épaule droite. Elle est un peu déplacée en totalité du côté gauche. Flexion légère et un peu de rotation à gauche. Les mouvements sont libres sauf ceux qu'entrave la rétraction du sterno-cléido-mastoïdien droit fortement tendu par ses deux chefs. L'asymétrie faciale est assez intense : convergence de la ligne des yeux et de la ligne de la bouche.

*Vue de dos :* La tête est déplacée en totalité du côté sain. Légère scoliose cervico-dorsale à convexité droite avec relèvement de la ligne de l'épaule droite, sans courbure de compensation.

OPÉRATION (28 septembre 1903). — Ténotomie à ciel ouvert après ligature d'une veine superficielle anormale. Les deux chefs du sterno-cléido-mastoïdien droit sont isolés et sectionnés : ils sont tous deux fortement fibreux. L'aponévrose (feuillet profond) est dilacérée au doigt. On libère, vers la partie médiane du cou et le creux sus-claviculaire, le tissu cellulaire sous-cutané, qui est fortement rétracté. Suspension sur le lit incliné.

RÉSULTATS. — Le 7 novembre 1903, un mois et demi après l'opération, l'attitude est bonne, mais il persiste une légère scoliose déterminant l'élévation de la ligne de l'épaule droite. Les mouvements sont à peu près complets ; l'inclinaison de la tête sur l'épaule gauche sont légèrement limités. Le sterno-cléido-mastoïdien est reconstitué, il forme une corde visible et la cicatrice est adhérente.

17 août 1901. — Malheureusement nous n'avons pas pu revoir nous-même l'enfant et nous devons nous contenter de la réponse écrite des parents aux questions posées. Onze mois après l'intervention, voici les résultats : la rectitude de la tête n'est pas parfaite; elle penche un peu du côté droit, mais cette attitude est facilement corrigée, et complètement, par la volonté de l'enfant. Toujours un peu de limitation des mouvements. L'asymétrie faciale persiste, diminuée. La cicatrice est apparente, indolore, sauf à une forte pression. Enfin, l'enfant a eu une pleurésie au mois de mai et a une scoliose post-pleurétique diagnostiquée et traitée par le médecin, qui lui fait porter un corset.

La pleurésie du mois de mai, d'une part, et, d'autre part, la trop courte durée de l'intervalle qui nous sépare de l'opération, sont deux conditions défavorables. Nous ne pouvons rien dire de la scoliose qui a eu un autre facteur d'aggravation : la pleurésie. Pour ce qui est de la rectitude de la tête, le résultat n'est pas absolument parfait, mais nous pouvons espérer qu'il s'améliorera encore. De même pour ce qui est de la limitation des mouvements.

---

## OBSERVATION IX

### (Pet...., Marie-Louise, 7 ans.)

**Résumé.** — *Torticolis congénital droit. — Section à ciel ouvert du sterno-cléido-mastoïdien (les deux chefs) (16 avril 1901). — Débridement des fibres aponévrotiques. — Extension continue.*
*Résultats très satisfaisants après trois ans.*

HISTOIRE CLINIQUE. — Rien à noter dans les antécédents héréditaires. Accouchement par le siège ayant nécessité quelques tractions. Les parents n'ont jamais constaté de tumeur, ni d'hématome dans la région du sterno-cléido-mastoïdien. Ils prétendent avoir remarqué l'attitude vicieuse tout de suite après l'accouchement.

*A l'entrée* : La tête est inclinée sur l'épaule droite légèrement fléchie et en rotation à gauche, de sorte que le menton est situé au niveau de l'union du tiers interne et des deux tiers externes de la clavicule gauche. Le sterno-cléido-mastoïdien, tendu comme une corde, forme un relief, même à l'état de repos. Le chef sternal surtout paraît rétracté, mais pendant les mouvements on voit que le chef claviculaire participe aussi à la rétraction. Pas de douleurs. L'enfant exécute tous les mouvements avec leur amplitude normale, sauf ceux limités par la rétraction du sterno-cléido-mastoïdien. Atrophie crânio-faciale assez considérable. *Vue de dos* : Élévation considérable de la ligne de l'épaule droite. En outre, il y a une voussure exagérée des côtes supérieures droites due à une courbure de compensation du rachis. Les deux omoplates sont au même niveau.

OPÉRATION (16 avril 1901). — Section à ciel ouvert des deux chefs dont on constate la transformation fibreuse. Débridement des fibres aponévrotiques qui s'opposent au redressement. Suspension sur le lit incliné.

RÉSULTATS (2 septembre 1904). — Nous revoyons l'enfant aujourd'hui, c'est-à-dire un peu plus de *trois* ans après l'opération.

Rectitude parfaite de la tête. Les mouvements de la tête sont légèrement limités : quand la malade penche sa tête sur l'épaule gauche, elle n'arrive pas sans peine à faire toucher l'oreille à l'épaule, ce qu'elle fait facilement à droite. De plus on sent se tendre quelques brides aponévrotiques dans ce mouvement d'inclinaison sur la gauche. La rotation est aussi complète à droite qu'à gauche. Le sterno-cléido-mastoïdien ne fait pas de saillie. La cicatrice est indolore, à peine visible. Léger méplat au niveau de l'insertion sternale du sterno-cléido-mastoïdien sectionné. Pas de scoliose appréciable, pas de voussure thoracique ; il persiste une très légère surélévation de l'épaule droite. Atrophie faciale droite très peu marquée.

Les résultats sont donc bons. L'attitude vicieuse de la tête, la scoliose, la déformation thoracique ont complètement disparu, l'atrophie crânio-faciale presque complètement, ainsi que la surélévation de l'épaule droite qui était considérable avant l'opération. Au point de vue des mouvements, on doit être satisfait, malgré que l'inclinaison à gauche ne soit pas aussi complète que l'inclinaison à droite. Au point de vue esthétique, le résultat est satisfaisant.

---

## OBSERVATION X

### (Bl..., Georges, 7 ans.)

**Résumé.** — *Torticolis congénital gauche.* — *Section à ciel ouvert des deux chefs du sterno-cléido-mastoïdien gauche (8 août 1901). Suspension sur le plan incliné.*
*Résultats excellents après trois ans.*

HISTOIRE CLINIQUE. — Accouchement par le siège, non laborieux. L'enfant avait la tête droite en venant au monde, pas d'hématome, ni de tumeur du sterno-cléido-mastoïdien. C'est à l'âge de 4 mois que l'on remarqua la déformation.

*A l'entrée :* La tête est inclinée sur l'épaule gauche, légèrement fléchie, rotation à droite. Le sterno-cléido-mastoïdien gauche rétracté forme une corde saillante dans tous les mouvements. Le chef claviculaire est aussi rétracté que le chef sternal. Légère atrophie faciale gauche. Légère scoliose totale à convexité gauche. L'omoplate gauche, un peu relevée, est déjetée en dehors.

OPÉRATION (8 août 1901). — Section à ciel ouvert des deux chefs. Tête en extension continue sur le plan incliné.

RÉSULTATS (30 août 1901). — Je revois le malade trois ans après l'opération. Cicatrice en très bon état, peu visible. Rectitude *absolue* de la tête. Les mouvements de rotation sont complets, ainsi que ceux d'inclinaison, au point que le malade fait toucher spontanément l'oreille à l'épaule correspondante de chaque côté aussi facilement. Il n'y a plus d'asymétrie faciale appréciable.

Ici le résultat est donc parfait de tous points après trois ans.

---

## OBSERVATION XI

### (Grég..., Suzanne, 7 ans.)

**Résumé.** — *Torticolis congénital gauche. — Coïncidence d'une luxation congénitale des hanches. — Section à ciel ouvert du sterno-cléido-mastoïdien rétracté, à l'âge de quatre ans. — Appareil plâtré pendant douze jours. — Gymnastique (?)*
*Excellents résultats trois ans après l'intervention.*

HISTOIRE CLINIQUE. — Accouchement très laborieux. — Siège ayant nécessité l'intervention d'un médecin. La mère s'aperçut immédiatement, après la naissance, de la présence d'un hématome sur le sterno-cléido-mastoïdien gauche. Elle mit l'enfant en nourrice et à l'âge d'un mois elle constata que la tête était inclinée sur l'épaule gauche.

A quatre ou cinq mois, l'enfant fut vue par M. A. Polosson, chirurgien de la Charité. Il ordonna que l'on fit du massage, ce qui fut fait, et que l'on adressa l'enfant à M. Nové-Josserand, non seulement pour son torticolis, mais pour une luxation double congénitale de la hanche. L'enfant fut soignée pour cette dernière affection, par la méthode de Lorenz, à l'âge de deux ans ; elle fut opérée de son torticolis à l'âge de quatre ans. La tête était fortement inclinée sur l'épaule gauche et l'épaule gauche était surélevée. Il y avait un peu de scoliose; nous n'avons pas de renseignements sur l'atrophie crânio-faciale.

OPÉRATION (1901). — Section à ciel ouvert du sterno-cléido-mastoïdien. Application d'un appareil plâtré inclinant fortement la tête à droite. Cet appareil aurait été enlevé au bout de dix ou douze jours et la malade fut envoyée à l'asile de Longchêne en convalescence. Gymnastique orthopédique.

RÉSULTATS (21 janvier 1901). — Trois ans après la section à ciel ouvert, voici ce qui fut noté : « La tête se tient bien et présente tous ses mouvements absolument complets. Le corps du sterno-cléido-mastoïdien gauche paraît absent : le relief manque en effet dans la partie inférieure. *Vue de dos :* Pas de déformation de la ligne de l'épaule ; omoplates au même niveau. Pas de scoliose appréciable. Les exercices de gymnastique de la tête après l'opération ont été faits très irrégulièrement.

3 septembre 1901. — Nous revoyons la malade. Les mouvements sont complets. Pas de scoliose. Les deux omoplates sont sur la même ligne. La cicatrice n'est plus apparente. Pas d'asymétrie faciale notable.

En somme, excellents résultats malgré une contention de douze jours seulement et l'irrégularité des séances de gymnastique.

---

## TROISIÈME GROUPE

*Malades opérés après 8 ans.*

---

### OBSERVATION XII

(Mer...., Claudine, 10 ans 1/2.)

**Résumé :** *Torticolis congénital droit. — Section à ciel ouvert des deux chefs. — Suspension sur le plan incliné. Résultats presque parfaits après quatre ans ; persistance d'un peu d'inclinaison de la tête à droite.*

Histoire clinique. — Père et mère bien portants. Deux frères morts en bas-âge sans malformations et quatre sœurs vivantes. L'enfant a été opérée à dix mois d'un bec de lièvre simple, avec succès. Abcès froids sur la face latérale droite du cou, datant de quatre ou cinq mois et y ayant laissé des cicatrices.

Présentation du siège : la déflexion des bras a beaucoup compliqué l'accouchement. On n'a pas noté d'hématome ni de tumeur dans les jours qui ont suivi. L'attitude vicieuse de la tête n'a pas été remarquée tout de suite. Placée en nourrice, l'enfant fut opérée de son bec de lièvre à l'âge de dix mois, et ce fut après cette opération que la mère s'aperçut du torticolis, qui avait peut-être échappé à la nourrice moins attentive que la mère.

A *l'entrée* : Tête inclinée sur l'épaule droite, le menton est dirigé à gauche, un peu de rotation à gauche.

Le chef sternal du sterno-cléido-mastoïdien droit est fortement tendu et saillant. Pas de douleurs à moins qu'on n'insiste trop sur le redressement de la tête dont on peut cependant améliorer la position sans trop de difficultés. Un peu d'asymétrie crânio-faciale ; l'œil droit est sur un plan inférieur à celui de l'œil gauche. La malade est légèrement voûtée. Pas de scoliose. L'épaule droite est un peu surélevée.

OPÉRATION (21 septembre 1900). — Myotomie à ciel ouvert des deux chefs, sans incidents. Suspension sur le lit incliné.

RÉSULTATS (8 septembre 1901). — Nous avons pu revoir l'enfant quatre ans après l'opération. La tête n'est pas en rectitude absolument parfaite, elle est *très* légèrement inclinée sur la droite dans la position de repos ; cette attitude est facilement corrigée par la volonté.

Les mouvements d'inclinaison sont parfaits, spontanément complets sur l'une et l'autre épaule également ; l'oreille touche l'épaule homonyme. Dans l'inclinaison de la tête à gauche on note la tension d'une bride aponévrotique étalée, assez molle, indolore.

Les mouvements de rotation sont bons.

Pas de scoliose. A un examen très attentif, on remarque que la région scapulaire droite est encore un peu plus saillante que la gauche ; l'épaule a un aspect un peu plus étoffé. Mais cette nuance est très légère et n'attire pas du tout l'attention d'emblée.

Persistance d'un peu d'atrophie crânio faciale droite ; les yeux sont sur la même ligne horizontale.

Légère trainée blanchâtre au niveau de la cicatrice, qui est donc parfaite. Au-dessus de cette cicatrice parfaitement plane, nous voyons des kéloïdes, mais elles sont consécutives à de petits abcès froids ouverts par le médecin.

Grosses adénoïdes dans la moitié droite du pharynx, pour lesquelles nous adressons l'enfant au docteur Garel.

En r... ie, les résultats seraient très satisfaisants si l'attitude de la tête était parfaitement bonne. Encore l'inclinaison à droite est-elle assez peu prononcée pour que la mère ne l'ait pas remarquée.

---

## OBSERVATION XIII

### (Bern..., François, 11 ans.)

**Résumé :** *Torticolis gauche peu accentué ayant apparu à l'âge de 8 ans.— Rétraction prédominante sur le chef claviculaire.— Ténotomie à ciel ouvert des deux chefs à 11 ans. Bons résultats constatés trois ans après.*

HISTOIRE CLINIQUE. — L'accouchement a été très long, mais n'a pas nécessité l'application du forceps ; présentation du sommet. L'enfant nourri au biberon a marché à onze mois. Il a eu la coqueluche à 5 ans, la varicelle à 7 ans, une méningite (?) à 8 ans. C'est, il y a trois ans, après la méningite, que les parents se sont aperçus de l'inclinaison de la tête sur le côté gauche. Pas de douleurs ; aucun traitement ne fut institué jusqu'à il y a un mois. A ce moment apparurent des douleurs qui cessèrent sous l'influence du traitement antinévralgique : quinine, antipyrine.

*A l'entrée :* L'enfant n'éprouve plus aucune douleur, il semble peu gêné. Les mouvements limités par la rétraction du sterno-cléido-mastoïdien gauche ont une amplitude assez grande. Légère inclinaison de la tête à gauche sans rotation du côté droit. Le chef claviculaire du sterno-cléido-mastoïdien gauche est très tendu et forme une corde. L'enfant présente, en outre, une paralysie radiculaire du plexus brachial du type supérieur.

OPÉRATION (17 mai 1901).— Ténotomie des deux chefs. Suspension sans appareil plâtré.

RÉSULTATS (29 septembre 1901). — Trois ans après l'opération, l'enfant est revu par M. Nové-Josserand. L'attitude de la tête est parfaite ; les mouvements sont complets ; seule l'inclinaison sur le côté sain est légèrement réduite. Elle fait apparaître une bride correspondant au bord postérieur du sterno-cléido-mastoïdien, fortement adhérent à la cicatrice par le peaucier.

*Vue de dos* : Pas de scoliose cervicale, mais légère scoliose dorsale à convexité droite, pas d'asymétrie faciale appréciable.

Les résultats sont ici encore satisfaisants. L'observation ne porte malheureusement pas mention de la scoliose et de l'asymétrie faciale avant l'opération. En tout cas, trois ans après, il ne persiste qu'une scoliose dorsale insignifiante.

---

## D. — Résultats obtenus dans nos cas de ténotomie à ciel ouvert.

Nous allons examiner les résultats obtenus par cette méthode dans nos treize cas, en passant en revue, dans des paragraphes distincts, chacun des éléments de la déformation que nous avons analysés dans notre premier chapitre.

Pour que le lecteur ait moins de peine à se faire une idée complète à ce sujet, nous croyons utile de répéter auparavant le groupement de nos malades d'après leur âge et de mentionner, dans un second paragraphe, après combien de temps nous avons constaté les résultats décrits.

§ I. Deux de nos malades ont moins de 4 ans (obs. I, obs. II). Neuf ont de 4 à 8 ans (obs. III, à obs. XII). Deux ont de 8 à 12 ans (XII, obs. XIII). Cinq sont des garçons, huit des filles.

§ 2. Le laps de temps qui s'est écoulé entre l'opération et le dernier examen, est variable, mais ordinairement suffisant : six ans et demi pour l'observation II, quatre ans (obs. III, XII), trois ans (obs. IX, X, XI, XIII), un et demi (obs. I), un an ou moins d'un an pour les autres cas.

§ 3. Le *redressement de la tête* est bon chez *tous* nos malades, sauf quatre. Dans I, il n'est pas absolument parfait ; dans VIII et XII, la rectitude de la tête est facilement obtenue par la volonté du malade. Dans IV, le redressement est insuffisant. C'est le cas *unique* où l'on ait appliqué une *minerve*, et l'enfant, revu deux mois et demi seulement après l'opération, n'a pas pu être retrouvé.

§ 4. Les *mouvements d'inclinaison latérale et de rotation de la tête* sont huit fois libres et complets, quatre fois limités légèrement par des brides, une seule fois (obs. IV) la limitation est plus importante. (C'est toujours le cas où l'on a appliqué la minerve plâtrée.) Notons aussi que l'inclinaison latérale est seule, parfois, défectueuse ; la rotation est toujours suffisante et si dans le cas IV seul elle n'est pas complète, il y a déjà une amélioration sur ce qu'elle était avant l'intervention.

§ 5. *L'asymétrie crânio-faciale est constamment diminuée* ; si l'on excepte le cas X où elle est inappréciable, elle n'a jamais *complètement* disparu.

§ 6. *La scoliose*, elle aussi, est toujours améliorée, le cas VIII étant mis à part, dans lequel il y a eu une scoliose post-pleurétique qui empêche de juger des résultats. Dans le cas XII elle était inappréciable, même avant l'intervention. Chez cinq de nos malades (III, XII, IX, X, XI), elle a disparu, ou presque, puisqu'il persiste encore une très légère surélévation de l'épaule.

*Le déplacement en totalité de la tête* n'a pas été indiqué sur toutes nos observations. Nous devons admettre qu'il a subi une amélioration parallèle à celle de la scoliose, puisqu'il est fonction de la courbure de compensation supérieure de Lorenz.

Ces résultats de la ténotomie sont en somme bien suffisants, d'une façon générale, sauf pour le cas IV (minerve). Il ne nous semble pas que l'âge de nos opérés ait influencé bien nettement les résultats obtenus.

Nous devons ajouter comme cas mauvais ceux relatés, sous les observations XV et XVI de nos résections, puisque la ténotomie à ciel ouvert a été insuffisante à amener un résultat satisfaisant et que la résection a été nécessaire.

En somme sur quinze cas de ténotomie à ciel ouvert, nous avons obtenu douze résultats satisfaisants ; un treizième malade traité consécutivement par la minerve plâtrée n'a pas été assez amélioré ; les deux autres ont dû être soumis à une résection secondaire du muscle malade.

# CHAPITRE III

*L'extirpation du sterno-cléido-mastoïdien dans le traitement du torticolis (méthode de Mikulickz).*

**A.** — HISTORIQUE DE LA MÉTHODE.
**B.** — L'EXTIRPATION TOTALE. — SES INCONVÉNIENTS.
**C.** — L'EXTIRPATION PARTIELLE. — SA TECHNIQUE. — SOINS CONSÉCUTIFS.
**D.** — OBSERVATIONS.
**E.** — RÉSULTATS.


## A. — Historique de la méthode.

La résection du sterno-cléido-mastoïdien fut employée par VOLKMANN en 1885, comme nous l'avons dit en faisant l'historique de la ténotomie à ciel ouvert. Néanmoins, c'est MIKULICKZ (de Breslau), qui fit du procédé une méthode spéciale qui porte du reste son nom. Son travail « *sur l'extirpation du sterno-cléido-mastoïdien dans le torticolis musculaire* », date du 5 janvier 1895 et a fait époque (1). VOLKMANN, HADRA, LORENZ, HARTMANN (2), MAASS (3), de BRUX, KÖNIG ont employé cette méthode ; HOFFA, au vingt-neuvième congrès, présenta plusieurs malades ainsi guéris et la valeur du procédé fut alors dis-

---

(1) MIKULICKZ. *Centralb. für Chirurgie*, 1895, n° 1.
(2) HARTMANN, *Bruns. clin. Chirurgie Bd. VX*.
(3) MAASS. *Revue des maladies de l'enfance*, 1903.

cutée ; Emmich-Gérhard Stumme (1), rapporte trente-quatre
observations de résection du muscle, douze de résection
totale, vingt-deux de résection partielle, dans son intéressant mémoire de 1901 ; Hendrix (2), à la Société belge
de chirurgie de 1896, présente un opéré pour lequel il fit
la résection totale ; M.-J. Reboul (3), en 1899, inspire
à M. Coste une thèse (4), « *sur la nécessité d'une extirpation partielle du sterno-cleido-mastoïdien dans certaines variétés de torticolis chronique* ». On voit donc
que cette méthode a déjà de nombreux cas à son actif.

Mikulickz fut amené à son procédé d'extirpation par la
fréquence des récidives, après les ténotomies sous-cutanées ou à ciel ouvert. La cicatrice qui se forme après
l'opération, — fait-il remarquer, — devient très rétractile
et après quelque temps, le malade perd tout bénéfice de
l'opération. Pour éviter la récidive, il voulut donc écarter
davantage les deux chefs du muscle en supprimant le tissu
atteint de myosite fibreuse et susceptible de continuer à
se rétracter après l'opération. A l'appui de sa méthode,
Mikulickz apporta dix-sept cas personnels.

Mais il proposait la résection totale du muscle malade,
ce qui souleva plusieurs objections ; aussi réserva-t-il,
ensuite, cette opération aux cas très graves dans lesquels
tout le muscle est dégénéré, préconisant pour les autres

---

(1) E.-G. Stumme. *Zeitschrift für orthopædische Chirurgie.* Stuttgart 1901.

(2) Hendrix. Société royale des sciences médicales et naturelles de
Bruxelles, 1896.

(3) J. Reboul. Association française pour l'avancement des sciences,
1899.

(4) Coste. *Thèse de Montpellier,* 1899-1900, n° 19.

cas l'extirpation partielle de la moitié ou des deux tiers inférieurs du sterno-mastoïdien.

Aujourd'hui, la résection totale a bien peu de partisans et la résection partielle, elle-même, est peu employée, sauf par les chirurgiens allemands. En France, on donne la préférence à la ténotomie à ciel ouvert qui, pour KIR-MISSON et REDARD, entre autres, donnerait d'aussi bons résultats que l'extirpation partielle.

## B. — L'extirpation totale. — Ses inconvénients.

Examinons, maintenant les critiques faites à l'extirpation totale. Voici les principales :

1o L'extirpation totale défigure le patient par l'extension considérable de la cicatrice cutanée et la dépression consécutive à la suppression du relief formé par le muscle, sur les parties latérales du cou ;

2o La possibilité de la transformation kéloïdale de la cicatrice a été objectée. Assurément il faut incriminer, dans ces cas, bien plus des particularités individuelles, qu'un procédé opératoire ; il n'en est pas moins vrai que la cicatrice étant plus grande après l'opération de MIKU-LICKZ, qu'après la ténotomie à ciel ouvert, la déformation sera forcément plus disgracieuse dans le premier cas ;

3o Un autre reproche dont MIKULICKZ reconnut la valeur, c'est la possibilité, au cours de l'intervention, de léser, soit la jugulaire interne (MIKULICKZ a toujours évité cet accident possible), soit le nerf spinal, que le chirurgien de Breslau a sectionné dans ses premières interventions, ainsi que G. STUMME dans un de ses cas de totale extirpation. « Ces deux considérations, surtout engagèrent MIKULICKZ à pratiquer la résection partielle au lieu de la résection totale, et à réserver celle-ci à quelques cas seulement (STUMME) » ;

4° *A priori*, on pourrait penser que la résection de tout un muscle aussi important que le sterno-cléido-mastoïdien pourrait amener des troubles graves au point de vue fonctionnel. HELFERICH a montré qu'il n'en est rien et que cette objection est sans grande portée. En effet, les autres muscles du cou font la suppléance du sterno-mastoïdien enlevé ; on peut même dire qu'ils continuent à la faire après l'intervention, comme ils la faisaient avant, un muscle à contractilité nulle ou diminuée ayant, au point de vue fonctionnel, une valeur atténuée parallèlement à l'intensité de la région dégénérative.

Les inconvénients que nous venons de signaler font que, d'une façon générale, la résection totale est délaissée ; KIRMISSON est avec la majorité quand « malgré l'autorité de MIKULICKZ, il refuse d'accepter sa manière de voir (1) ».

## C. — L'extirpation partielle. — Sa technique. Soins consécutifs.

Nous arrivons à l'exposé de la résection partielle.

Tout d'abord nous allons décrire le manuel opératoire de cette opération telle qu'elle est pratiquée par M. NOVÉ-JOSSERAND.

---

(1) Répondant à ceux qui préconisent l'extirpation totale, quand tout le muscle est dégénéré, HARTMANN fait remarquer que, dans ces cas, il ne peut plus se raccourcir et qu'il suffit donc de le couper. Quelleque soit la valeur de cette dernière objection, nous nous en tiendrons là au point de vue de l'extirpartion totale, qui n'est pas en cause dans notre étude.

On fait une incision longitudinale de trois ou quatre centimètres entre la portion claviculaire et la portion sternale du sterno-mastoïdien. On découvre ainsi et on isole le muscle qui est sectionné au ras de son insertion inférieure. Puis en inclinant la tête et en la faisant tourner vers le côté sain, on attire le muscle à travers la plaie et on en résèque les deux tiers inférieurs. Après hémostase on réunit la plaie et on fixe la tête par un simple pansement.

Comme lorsqu'on fait de la ténotomie, il faut, ici encore, rechercher, pour en faire minutieusement la dilacération ou l'extirpation, tous les faisceaux tendineux, toutes les productions périmusculaires. Mikuliekz insiste sur la nécessité absolue de ce complément opératoire qui doit, dit-il, prévenir la récidive.

Les soins consécutifs, sont identiques à ceux que nous avons signalés et décrits après la ténotomie. C'est-à-dire que chez tous nos malades, on a employé l'extension sur le lit incliné, le massage et la mécanothérapie. Nous renvoyons donc le lecteur à la page 21 où il trouvera tous les renseignements nécessaires.

Avant de présenter nos observations, nous voudrions encore répondre à la question suivante : Quel est le mode de réparation du muscle réséqué ?

« Il se forme, de suite après l'opération, dans toute l'étendue de la plaie, une cicatrice calleuse, qui a, au début, une certaine tendance à se rétracter, mais qui devient molle et extensible au bout de quelques mois, (NOVÉ-JOSSERAND) ». Après la ténotomie à ciel ouvert, il est de règle, nous l'avons vu, que les deux bouts du muscle coupé se réunissent par un pont de tissu fibreux qui reproduit la forme du sterno-cléido-mastoïdien.

Nous venons de dire que pareil fait se produit après l'extirpation ; mais souvent la reproduction n'est pas aussi marquée que chez les ténotomisés ; le plus grand espace à combler fait paraitre ce processus moins actif. Il est cependant suffisant, comme le prouvent nos observations, à éviter une trop grande dépression.

## D. — Observations.

Nos malades sont toujours rangés, d'après leur âge, en trois catégories :

1° Malades opérés avant 4 ans : un cas.

2° Malades opérés entre 4 et 8 ans : six cas.

3° Malades opérés à partir de 8 ans : un cas.

Dans les observations XV et XVI, la résection a été secondaire à une première ténotomie à ciel ouvert n'ayant pas donné de résultats satisfaisants. Dans les autres, on a fait la résection d'emblée.

# PREMIER GROUPE

*Malade opéré avant 4 ans.*

---

## OBSERVATION XIV

### (G..., Esther, 2 ans.)

**Résumé.** — *Torticolis congénital droit.* — *Résection* (18 janvier 1901).
*Résultats satisfaisants trois mois après l'opération, persistance de la scoliose et du déplacement en totalité de la tête du côté sain. Reconstitution partielle du muscle.*

HISTOIRE CLINIQUE. — Accouchement par le siège, huit à dix jours après la mère a remarqué une tuméfaction du côté droit du cou. Ce n'est guère qu'à l'âge d'un an qu'on a vu nettement la position vicieuse de la tête. La tête est penchée sur l'épaule droite. La distance du lobule de l'oreille à la clavicule est à droite de trois centimètres, de huit à gauche. Elle regarde le côté gauche de telle sorte que le menton se tient habituellement un peu en dehors de l'articulation sterno-claviculaire. Elle est en position intermédiaire d'extension et de flexion.

*Vue de dos :* La tête est déplacée à gauche de la ligne médiane; les trois quarts de la tête sont à gauche de cette ligne; l'épaule gauche est plus courte, l'épaule droite plus longue et assez sensiblement remontée par la saillie des côtes supérieures.

Scoliose nette à deux courbures : cervicale à convexité gauche et dorsale à convexité droite. Cette dernière s'accompagne d'une voussure des côtes. On sent la corde formée par le sterno-cléido-mastoïdien qui n'est pas très tendu.

OPÉRATION (18 janvier 1901). — Incision oblique sur le chef externe du sterno-cléido-mastoïdien. On isole et on sectionne d'abord le chef claviculaire sur qui siège presque exclusivement la rétraction. On isole ensuite de même le chef sternal qui, à l'œil nu, ne paraît presque pas altéré. Les deux chefs sont réséqués sur une hauteur d'environ deux centimètres.

EXAMEN MACROSCOPIQUE. — Le chef claviculaire est entièrement transformé en un tendon blanchâtre à sa partie inférieure. Mais cette formation fibreuse ne se poursuit pas très haut dans le muscle et la section a porté certainement au delà de ses limites. Le chef sternal ne présente pas d'altération appréciable à l'œil nu.

EXAMEN MICROSCOPIQUE DES FRAGMENTS RÉSÉQUÉS (M. le professeur agrégé Paviot). — Que ce soit le petit fragment (faisceau claviculaire paraissant complètement dégénéré) ou le gros (faisceau sternal sain macroscopiquement), leurs coupes donnent au microscope les mêmes lésions. Ils ne diffèrent que par le nombre des fibres musculaires malades, mais il en reste d'ailleurs sur le chef claviculaire plus qu'on ne semble l'avoir cru à l'œil nu.

La lésion est : sclérose plus ou moins intense sous forme de fibrilles en trousseaux et en écheveaux ou bien de grosses fibres hyalines conjonctives, en même temps que dégénérescence vitreuse de Zencker avec tous ses caractères : tuméfaction des fibres, état vitreux, disparition des striations transversales. Ça et là persistance de quelques fibres dont la striation est normale et le volume plus petit. Suivant les points considérés, la sclérose est plus ou moins intense, mais la disparition des fibres est toujours directement proportionnelle à cette sclérose.

RÉSULTATS (8 février 1901). — Rectitude parfaite de la tête. La mobilité est complète, l'inclinaison latérale peut-être poussée jusqu'à faire toucher la tête à l'épaule. Pendant ce mouvement on sent une bride correspondant au bord postérieur du sterno-cléido-mastoïdien.

*Persistent* la scoliose et le déplacement de la tête sur le côté sain.

10 avril 1901. — L'enfant porte bien sa tête. La rotation et l'inclinaison sur l'épaule sont complètes (l'oreille touche l'épaule). Scoliose cervicale à convexité droite et dorsale à convexité gauche.

# DEUXIÈME GROUPE

*Malades opérés de 4 à 8 ans.*

## OBSERVATION XV

(Vil........., Théophile, 4 ans.)

**Résumé.** — *Torticolis congénital droit : 1º Section à ciel ouvert des deux chefs du muscle, minerve plâtrée. (20 novembre 1900). —* RÉCIDIVE : *2º Résection musculaire (22 janvier 1900).*
*Bon résultat (3 juillet 1901), trois ans et demi après l'opération. Pas de saillie à la place du muscle réséqué.*

ANTÉCÉDENTS. — Accouchement au forceps. Les parents n'ont pas remarqué d'hématome au niveau du sterno-cléido-mastoïdien. La mauvaise position du cou fut observée par eux quand l'enfant avait trois mois, à l'occasion d'un abcès de l'oreille.

ÉTAT ACTUEL. (26 novembre). — Torticolis permanent ; la tête est inclinée à droite (angle de 60º), en flexion et en rotation. Le menton est tourné du côté sain ; gêne plutôt que vraie douleur.

PREMIÈRE OPÉRATION (27 novembre 1900). — *Section à ciel ouvert des deux* chefs du sterno-cléido-mastoïdien droit, avec *débridement des fibres aponévrotiques* qui s'opposent au redressement de la tête. Le 26 décembre 1900, application d'une minerve plâtrée, la tête étant placée en légère flexion du côté gauche avec rotation du côté droit.

DEUXIÈME OPÉRATION (22 janvier 1901). — On sectionne les deux chefs du sterno-cléido-mastoïdien droit et on réséque une portion longue de 2 centimètres. Suspension sur plan incliné.

RÉSULTATS ÉLOIGNÉS ( 3 août 1901). — L'enfant ne peut-être revu. Voici les renseignements donnés par le père, qui est très satisfait. Depuis l'opération, l'enfant ne souffre pas spontanément, mais sa cicatrice est sensible au contact et elle est toujours apparente. La *tête est en rectitude parfaite*. Pas de saillie musculaire au niveau du sterno-cléido-mastoïdien. Les mouvements de la tête : rotation et inclinaison, sont parfaitement libres, sans gêne ni douleur.

---

## OBSERVATION XVI

(Mor...., Joséphine, 4 ans 1.2.)

**Résumé.** — *Torticolis congénital droit : 1° Section à ciel ouvert (18 septembre 1903).* — RÉCIDIVE : *2° Résection musculaire (7 octobre 1903).*

RÉSULTAT. — *Persistance d'une légère limitation de l'inclinaison latérale de la tête sur le côté sain (bride). La scoliose et l'atrophie crânio-faciale persistent, diminuées (après dix mois.)*

*Dépression légère à la place du muscle réséqué.*

ANTÉCÉDENTS. — Présentation du siège. Après la naissance pas d'hématome ni de petite tumeur constatés le long du sterno-cléido-mastoïdien.

L'attitude vicieuse (inclinaison de la tête sur le côté droit), a été constatée immédiatement après la naissance.

ÉTAT ACTUEL (17 septembre 1903). — Asymétrie faciale, œil droit un peu plus bas que le gauche, lèvres légèrement obliques. La lèvre supérieure est oblique à droite et en bas ; la lèvre inférieure, à droite et en haut. Divergence des yeux, strabisme à droite. Un peu d'aplatissement de la partie gauche de la face. Le chef claviculaire est pris ; le chef sternal du sterno-cléido-mastoïdien droit fait une corde sous la peau. Les mouvements de la colonne sont libres. Un peu de scoliose à convexité droite. Relèvement de la ligne de l'épaule droite.

PREMIÈRE OPÉRATION (18 septembre 1903). — Section à ciel ouvert des deux chefs du sterno-cléido-mastoïdien, section de quelques brides de l'aponévrose moyenne. Le redressement est obtenu facilement. Extension pendant dix-huit jours sans qu'on obtienne de modification.

Le 6 octobre 1903, le muscle s'est reformé et fait une saillie assez prononcée sur le côté externe du cou au repos. L'enfant tend toujours à porter sa tête vers l'épaule gauche. Cette attitude est due surtout à la persistance de la scoliose cervicale, car la souplesse du muscle est suffisante pour permettre à la tête de se mettre dans la rectitude, mais elle ne lui permet pas de s'incliner sur l'épaule gauche.

SECONDE OPÉRATION (7 octobre 1903). — Incision sur la cicatrice ; le sterno-cléido-mastoïdien est trouvé adhérent à la peau, complètement reconstitué en un gros tendon élastique, constitué presque exclusivement, à sa partie interne, par du tissu fibreux rétractile. Le muscle est *réséqué* sur une hauteur de 2 centimètres 1/2. Hémorrhagie relativement faible. Suture de la peau. Pas de manœuvres de réduction de la scoliose cervicale. Tout le chef interne du muscle réséqué est constitué par des fascicules de tissu fibreux, entre lesquels on ne voit à peu près pas de tissu musculaire. La portion claviculaire a, au contraire, un aspect à peu près normal, sauf tout à fait en bas.

SUITES OPÉRATOIRES ET RÉSULTATS ÉLOIGNÉS (21 octobre 1903). — La position de la tête est bonne, mais il persiste une déformation qui est due surtout à la position de l'épaule droite (élévation) causée par la scoliose cervicale. Les mouvements sont libres sauf l'inclinaison sur l'épaule gauche qui est un peu limitée. — Sur le trajet du muscle réséqué il s'est reconstitué un tendon mince appartenant à sa partie la plus externe et qui contribue à limiter les mouvements d'inclinaison latérale.

7 novembre 1903. — L'attitude de la tête est bonne, mais la scoliose reste assez prononcée. L'atrophie faciale est également assez considérable. Les mouvements de la tête sont libres ; cependant l'inclinaison à gauche n'est pas complète, elle paraît limitée par une

brile située sur le bord postérieur du sterno-cléido-mastoïdien. Au niveau du muscle réséqué reste une petite dépression.

Août 1901. — Nous n'avons pu revoir nous-même la malade. Sa tête paraît droite sur une photographie envoyée par la mère. Persistance d'un peu d'atrophie. Voici les renseignements que nous avons pu obtenir : le dos est moins « rond » et l'épaule n'a pas augmenté de volume. Il persiste un peu de raideur dans les mouvements de la tête, que l'enfant penche cependant très complétement des deux côtés. La cicatrice est toujours très apparente.

---

## OBSERVATION XVII

### (Fil...., Marguerite, 4 ans 1/2.)

**Résumé.** — *Torticolis congénital droit.* — *Résection des deux chefs.* — *Suspension* (21 octobre 1903).
*Résultat parfait (un an après l'opération).* — *Muscle partiellement reconstitué.*

Antécédents. — Rien de particulier. La mère ne peut donner aucun renseignement sur la façon dont s'est fait l'accouchement, ni dire si la présentation a été du sommet ou du siège. — Les parents s'aperçurent de la difformité de l'enfant en la retirant de nourrice à l'âge de 2 ans 1/2 ; depuis la difformité a été en s'accentuant.

État actuel (13 octobre 1903). — L'enfant porte la tête en avant et la tient légèrement inclinée sur l'épaule droite et regardant à gauche. Rétraction des deux chefs du sterno-cléido-mastoïdien droit. Atrophie faciale assez marquée. Aplatissement et élargissement de la face du côté droit.

*Vue de dos :* Il y a seulement une scoliose cervico-dorsale supérieure à convexité droite déterminant une élévation de la ligne de l'épaule à droite tandis que l'épaule gauche est tombante. Cette scoliose a pour effet de transporter la tête du côté gauche, de telle sorte que les trois quarts sont à gauche de la ligne de gravité.

OPÉRATION (21 octobre 1903). — Incision oblique en bas et en dedans à 2 centimètres au-dessus de l'insertion inférieure du muscle. On isole et on sectionne successivement les deux chefs musculaires. L'interne seul est transformé en tissu fibreux. L'externe bien que musculaire, est cependant fortement rétracté. Le corps du muscle est ensuite isolé sur sa face profonde en découvrant largement la jugulaire et réséqué sur une hauteur de 2 centimètres 1/2. Suture et drainage avec un os décalcifié. Suspension sur lit incliné.

SUITES OPÉRATOIRES ET RÉSULTATS ÉLOIGNÉS (7 novembre 1903). — L'enfant tient sa tête droite, fait tous les mouvements et peut même arriver à faire toucher son oreille gauche à l'épaule. Pendant ce mouvement on trouve sur le bord externe une bride fibreuse correspondant au bord postérieur du sterno-cléido-mastoïdien. Persistent un peu de scoliose et d'atrophie faciale.

1er septembre 1904. — La malade est revue par nous. Attitude excellente de la tête. Les mouvements sont conservés aussi bien qu'on l'a noté dans l'examen du 7 novembre 1903. La scoliose a disparu, l'atrophie faciale est insignifiante, même à un examen attentif. La cicatrice est excellente, indolore, la mère de la malade est très satisfaite. Pas de dépression bien marquée ni de brides. Le père de la malade a continué pendant plusieurs mois à la suspendre par le cou quelques instants, sans appareil spécial, chaque soir.

## OBSERVATION XVIII

(Riz..., Marie, 6 ans.)

**Résumé.** — *Torticolis congénital gauche. — Résection musculaire (6 janvier 1904).*
*Résultats : Persistance du déplacement en totalité de la tête, de la scoliose qui est diminuée, de l'atrophie cranio-faciale diminuée aussi (après huit mois). — Muscle partiellement reconstitué.*

ANTÉCÉDENTS. — L'enfant est une enfant assistée du département du Rhône, on n'a pas de renseignements sur ses antécédents.

ÉTAT ACTUEL (6 mai 1903). — On remarque une certaine *asymétrie* de la figure ; les yeux ne sont pas sur la même ligne, le gauche est plus abaissé que ne le voudrait l'inclinaison de la tête. Leurs deux axes ne sont pas sur la même ligne. Les lèvres sont légèrement obliques en sens inverse : l'axe horizontal de la bouche croise celui des deux yeux à gauche à une certaine distance. La partie droite de la face est aplatie dans le sens transversal et la gauche dans le sens vertical.

RÉTRACTION DU STERNO-CLÉIDO-MASTOÏDIEN GAUCHE. — Le chef sternal est de beaucoup le plus rétracté. — Tous les mouvements de la colonne cervicale sont libres, sauf ceux qui sont limités par le muscle rétracté, donc pas de mal de Pott. Le dos est asymétrique; scoliose à courbure unique de convexité gauche ; forte saillie des côtes supérieures à gauche. Élévation et écartement de l'omoplate gauche.

26 décembre 1903. — L'enfant a eu successivement la *rougeole* et la *diphtérie*, elle a été *trachéotomisée;* elle va bien aujourd'hui, son torticolis persiste. La scoliose est considérable : les côtes supérieures font une saillie prononcée du côté gauche ; la ligne de l'épaule est très relevée. L'omoplate gauche est élevée et portée en dehors ; la hanche gauche est très effacée et la hanche droite saillante. En

faisant passer un fil à plomb par la base du sacrum on voit que les trois quarts de la tête sont placés du côté droit de la ligne médiane.

OPÉRATION (6 janvier 1901). — *Résection* du sterno-cléido-mastoïdien sur une hauteur de 3 centimètres. Le muscle est en grande partie charnu, du moins dans sa portion claviculaire. La portion sternale est constituée, dans sa plus grande partie, par une sorte de tendon dont les faisceaux se dissocient facilement sur la coupe et qui remplace au moins les deux tiers de la portion sternale du muscle. La partie réséquée est envoyée au laboratoire d'anatomie pathologique.

Simple pansement et extension continue immédiate.

RÉSULTATS (6 février 1901). — L'enfant tient la tête droite ; les mouvements se font tous librement ; cependant l'inclinaison latérale sur le côté sain est un peu incomplète.

Pendant ce mouvement on voit se dessiner un cordon fibreux correspondant au sterno-cléido-mastoïdien, cordon assez épais, dur, légèrement adhérent à la cicatrice. Il persiste une déformation assez prononcée due à la persistance de la scoliose cervicale avec courbure de compensation cervico-dorsale gauche. La tête est assez fortement déjetée sur l'épaule du côté sain qui est plus courte, tandis que celle du côté malade est au contraire allongée...

11 mai 1901. (Nouvel examen par M. Noré-Josserand.) — L'enfant porte très bien sa tête, bien que persiste une légère limitation des mouvements d'inclinaison du côté sain. Au niveau du muscle réséqué il s'est fait une bride fibreuse mince qui répond à peu près au trajet du muscle. La déformation résultant de la disparition du corps musculaire est faible, mais il persiste une scoliose assez prononcée, dorsale inférieure à convexité gauche, avec élévation de l'épaule correspondante.

10 septembre 1901. (Nouvel examen par M. Noré-Josserand.) — L'enfant tient la tête droite et possède tous les mouvements de la tête ; l'inclinaison sur le côté sain est complète. Il ne persiste de la déformation qu'un certain degré de scoliose : une courbure à convexité gauche, commençant au niveau de C VII et occupant à peu

près toute la région dorsale. Elle s'accompagne d'une torsion assez prononcée des côtes supérieures gauches qui soulèvent à ce niveau la ligne de l'épaule. La tête est déplacée en totalité vers le côté sain, de sorte que l'épaule gauche est large, l'épaule droite sensiblement plus courte.

Il persiste un peu d'atrophie cranio-faciale.

EXAMEN HISTOLOGIQUE (27 janvier 1901.) (M. le professeur agrégé Paviot.) — Sur les coupes, dégénérescence cireuse de Zencker de nombreuses fibres. Toutes les fibres d'un même faisceau ne la subissent pas, mais dans chacun il apparaît des fibres très typiques tuméfiées, cireuses, sans striation des champs de Conheim, de teintes rouge clair.

Il est en outre incontestable qu'il y a de la myosite interstitielle ou, à proprement parler, un état fibreux de tous les interstices du muscle. Non seulement chaque faisceau est limité par des fibrilles épaisses de tissu conjonctif, mais chaque fibre à l'intérieur des faisceaux est comme prise dans une logette fibreuse propre. D'ailleurs cette myosite interstitielle est purement fibreuse, nulle part les cellules fixes de ce tissu ne paraissent montrer un processus aigu ou subaigu. Un dernier détail : les faisceaux musculaires les plus fibreux dans leurs interstices, ne sont pas ceux qui présentent le plus de fibres en dégénérescence cireuse. Ainsi on peut trouver des faisceaux tout entiers cireux qui n'ont pas de sclérose interstitielle.

Comparativement au cas de G..., Marcellin (obs. XIX), ce cas XVIII est beaucoup moins altéré. Dans le cas XIX, c'est à grand peine qu'on trouve des fibres musculaires, saines, de plus celles que l'on rencontre en dégénérescence de Zencker font de gros blocs, déjà cassants, comme cela arrive lorsque cette dégénérescence est très accusée. En dehors des gros blocs cireux on voit de petites traînées cireuses comme coulées entre les fibrilles d'un tissu conjonctif qui semble s'être substitué aux anciens faisceaux musculaires.

# OBSERVATION XIX

### (G..., Marcellin, 6 ans.)

**Résumé.** — *Torticolis congénital droit. — Résection (30 décembre 1903). — Résultats (après trois mois) : persistance de l'attitude penchée que peut modifier la volonté, persistance de la scoliose et du déplacement en masse de la tête.*

**ANTÉCÉDENTS.** — Accouchement par le siège. La lésion devint apparente huit jours seulement après la naissance, sans qu'on eût remarqué aucune tumeur ni aucun hématome de la région cervicale.

**ÉTAT ACTUEL (novembre 1903).** — La tête est fortement inclinée sur l'épaule droite au point que le lobule de l'oreille est seulement à quatre centimètres de la clavicule, tandis que l'oreille gauche en est à dix centimètres. En même temps le visage est tourné à gauche, de sorte que le menton correspond au milieu de la clavicule gauche. De plus, légère flexion en avant. Le sterno-cléido-mastoïdien droit est très rétracté ; sa longueur est réduite à 5 centimètres 1/2 entre la pointe de la mastoïde et son insertion sternale. Le chef claviculaire ne fait saillie que lorsqu'on exagère la position de rotation. Tous les mouvements de la tête sont libres, sauf ceux qui mettent en tension le muscle rétracté. La partie gauche du cou est fortement saillante et convexe, tandis que la partie droite concave forme un arc dont le sterno-cléido-mastoïdien représente la corde. Asymétrie faciale assez prononcée : le côté droit de la face paraît diminué de hauteur et élargi ; l'œil droit est dans un plan inférieur à celui de l'œil gauche. La direction de la bouche est oblique par rapport aux yeux. La bosse frontale gauche est plus saillante que la droite ; au contraire, la bosse pariétale droite est plus saillante que la gauche, qui est aplatie. Par rapport au fil à plomb, la plus grande partie de la tête et le cou tout entier se trouvent à gauche de la ligne médiane. La colonne vertébrale décrit une double courbe, la région cervicale étant fortement convexe à gauche. La région dorsale présente dans son tiers supérieur une courbure de compensation à convexité droite, qui produit une élévation assez sensible de la ligne de l'épaule droite. Pas de bourrelet de torsion.

OPÉRATION (30 décembre 1903). — Résection du sterno-cléido-mastoïdien droit. Incision oblique de haut en bas et de dehors en dedans située sur le tiers inférieur du muscle. Les deux chefs sont découverts et sectionnés le plus bas possible. Puis dissection avec le bout du doigt, de la face profonde du sterno-cléido-mastoïdien. Difficultés de cette dissection par adhérence au feuillet profond de la gaine du muscle. On poursuit la dissection aussi haut que possible et on réséque une portion du muscle qui, après rétraction, mesure encore près de 4 centimètres. On libère le *fascia superficialis* très rétracté dans la région sous-hyoïdienne et sus-claviculaire. Le redressement de la tête est bon. Sans mouvement de force on parvient facilement à incliner la tête sur le côté sain au point de faire presque toucher l'oreille à l'épaule. (La peau est réunie en long, de façon à compenser son raccourcissement.) Après hémostase, suture de la peau, drain d'os décalcifié. Suspension immédiate sur un plan incliné. Le muscle enlevé est à peu près complètement tendineux. Envoi au laboratoire d'anatomie pathologique. (Examen histologique, cf. obs. XVIII.)

SUITES ET RÉSULTATS (21 janvier 1904). — L'enfant a contracté la scarlatine peu de jours après l'opération. Dans la salle d'isolement, il est resté sur le plan incliné. Actuellement il conserve une tendance à pencher sa tête à droite, mais il peut volontairement la tenir droite. Les mouvements de la tête sont libres. L'inclinaison sur le côté sain fait apparaître une bride correspondant au bord postérieur du sterno-cléido-mastoïdien, mais qui semble devoir se laisser distendre assez facilement par le massage.

*Vue de dos :* L'enfant présente toujours une scoliose cervicale accentuée et sa tête reste déplacée du côté sain. L'épaule de ce côté est beaucoup plus courte que du côté malade.

20 mars 2004. — La scoliose cervicale s'accompagne d'une torsion assez prononcée qui fait saillir les apophyses transverses

du côté sain, tandis que du côté malade, il existe une dépression assez prononcée. Le malade quitte le service.

EXAMEN HISTOLOGIQUE. — Se reporter à la note annexée à l'observation XVIII de Rit..., Marie, page 63.

---

## TROISIÈME GROUPE

*Malade opéré à partir de 8 ans.*

---

### OBSERVATION XX

(SANG...., Benoit-Louis, 8 ans.)

**RÉSUMÉ.** — *Torticolis congénital droit. — Résection musculaire (19 février 1901).*
*Résultats (huit mois après). — Persistance de l'atrophie crânio-faciale diminuée et du déplacement en masse de la tête sur le côté sain. — Le muscle est reconstitué.*

HISTOIRE CLINIQUE (18 février 1901). — L'inclinaison de la tête sur le côté droit n'est pas très considérable : la distance de l'oreille à l'épaule est de 6 centimètres à droite et de 8 centimètres à gauche.

La rotation est beaucoup plus prononcée : le menton se trouve un peu à droite de l'articulation sterno-claviculaire gauche. L'asymétrie faciale est assez prononcée : la ligne médiane du visage est incurvée, à convexité gauche : la narine, la commissure de la lèvre sont attirées en bas. Ligne des yeux oblique en bas et à droite. La face est moins saillante, plus courte et semble, par contre, élargie. Le cou est déformé par la saillie du sterno-cléido mastoïdien dont la rétraction paraît prédominer sur le chef claviculaire qui forme une corde étendue de la mastoïde à la clavicule.

*Vue de dos* : Scoliose cervicale à convexité gauche. Les apophyses transverses des vertèbres cervicales sont saillantes du côté sain ; du côté malade elles sont au contraire effacées et on trouve à ce niveau une dépression assez marquée.

Il n'y a pas de scoliose bien nette de la région dorsale : le thorax est cependant légèrement déplacé du côté gauche, la hanche gauche est effacée, la hanche droite un peu saillante. Les épaules ont conservé une longueur à peu près égale. Tous les mouvements de la tête sont libres, sauf ceux limités par la rétraction du muscle.

OPÉRATION (19 février 1901). — Résection musculaire sur une hauteur de 3 centimètres. Les deux portions du muscle semblent atteintes par la transformation fibreuse, toutefois la rétraction était un peu plus prononcée sur le chef claviculaire. On détruit avec le doigt une résistance assez forte produite par l'aponévrose superficielle dans le creux sus-clavier, et alors la tête peut être assez facilement redressée.

RÉSULTATS (11 mars 1901). — La plaie a un peu suppuré. L'attitude de la tête est bonne : l'enfant peut exécuter tous les mouvements et même l'inclinaison de la tête sur l'épaule gauche, au point de faire toucher son oreille à l'épaule.

Pendant ce mouvement, on voit se dessiner une bride s'étendant de l'apophyse mastoïde à la partie moyenne de la région sus-clavière, et correspondant manifestement au bord postérieur du sterno-cléido-mastoïdien. La dépression résultant de l'absence de ce muscle n'est pas très visible. *Vue de dos* : Il persiste un certain degré de scoliose cervicale à convexité gauche avec un léger déplacement de la tête en totalité sur le côté gauche, de sorte que l'épaule gauche paraît un peu plus courte que la droite. L'enfant quitte le service.

16 avril 1901. — On revoit l'enfant. L'attitude, quoique très améliorée, n'est pas absolument parfaite. Il persiste une tendance à incliner la tête sur l'épaule droite et à incliner le menton à gauche ; cette tendance est faible. L'inclinaison sur l'épaule gauche n'est pas complète. Elle met en relief la reconstitution d'une bride assez épaisse reproduisant presque la forme du muscle enlevé, et opposant

une résistance assez grande aux efforts de redressement. Il persiste d'autre part une scoliose cervicale à convexité gauche avec tendance au déplacement de la tête vers le côté sain. On fait porter un collier rigide.

6 octobre 1901. — L'enfant porte bien sa tête, les mouvements sont complets et même l'inclinaison sur le côté sain est assez étendue pour que l'oreille vienne au contact de l'épaule. L'asymétrie faciale est encore assez évidente. *Vue de dos* : On constate un léger déplacement de la tête sur le côté sain, et que la ligne de l'épaule droite est légèrement plus haute, mais il n'y a pas de scoliose et la tendance à la saillie de l'épaule droite à disparu.

EXAMEN HISTOLOGIQUE (M. Paviot). — Dans ce cas, grande raréfaction des fibres musculaires; celles qui restent sont tuméfiées; on dirait même que leurs noyaux sont augmentés de nombre, mais toutes montrent encore la double striation ; la striation transversale est très faible, mais existe encore très nettement.

Les fibres non tuméfiées sont l'exception. Quand on les voit sur des coupes en travers, le velouté des champs de Conheim a disparu, elles ont alors l'aspect cireux qui cependant n'existe sûrement pas quand on les voit en long. Mais la myosite interstitielle est intense : par places on ne voit qu'un ou deux fragments de fibre musculaire par champ du microscope, tout le reste étant occupé par du tissu conjonctif en fibrilles festonnées ou en gros faisceaux. Dans les parties où il reste le plus de fibres musculaires on voit que celles-ci sont séparées non pas seulement par du tissu fibreux, mais aussi par des bandes parallèles de vésicules adipeuses (comme dans une atrophie musculaire myopathique).

Nous faisons suivre ce troisième groupe de l'observation qu'on va lire et que nous n'avons pas fait rentrer dans nos statistiques personnelles.

## OBSERVATION XXI

*(Empruntée à la thèse de* Coste*)*

L... Albert, 7 ans. (Hôtel-Dieu de Nimes, salle Saint-Charles.)
(1 août 1897.)

**Résumé** : *Torticolis congénital gauche — 1. Ténotomie sous-cutanée des deux chefs. — 2. Ténotomie à ciel ouvert. — 3. Résection partielle du sterno-cléido-mastoïdien — Résultats satisfaisants après trois mois.*

Antécédents héréditaires. — Parents morts d'affection indéterminée ; personnels : nuls.

Histoire clinique. — L'enfant présente depuis sa naissance les malformations que nous allons étudier et dont la progression a été constante jusqu'à ce jour.

Tête en latéro-flexion gauche : menton porté en avant et en bas ; l'oreille et la mastoïde gauches sont rapprochées de la ligne de l'épaule. La face est inclinée suivant une ligne oblique de bas en haut et de droite à gauche. L'axe des yeux n'est plus transversal : les sourcils, les paupières et l'œil du côté rétracté sont abaissés. L'ouverture des lèvres est oblique, la commissure est tiraillée et abaissée du côté du torticolis. Asymétrie crânio-faciale, atrophie de toute la moitié gauche de la face : la pommette et l'arcade sourcilière gauches sont moins saillantes, aplaties. La moitié du maxillaire inférieur qui s'incline du côté du torticolis, présente une atrophie marquée.

Déviation de la cloison du nez ; l'orbite osseux parait de dimensions inférieures à celles de l'orbite droit. Aplatissement accentué de la moitié gauche du crâne, les bosses pariétales et frontales sont moins saillantes.

. . . . . . . . . . . . . . . . . . . .

Longueur du muscle sterno-cléido-mastoïdien rétracté : chef sternal, 9 centimètres ; chef claviculaire, 7 centimètres. Longueur du sterno-cléido-mastoïdien sain : chef sternal, 12 centimètres ; chef claviculaire, 11 centimètres.

OPÉRATION. — Le 12 août 1897, ténotomie *sous-cu'anée* des deux faisceaux.

Le 7 septembre 1897, ténotomie à ciel ouvert à un centimètre au-dessus de la clavicule.

Appareil de Kirmisson pendant vingt-cinq jours. Puis manœuvres de redressement et massage malgré lesquelles il persiste une latéro-flexion gauche assez accentuée, quoique bien moins marquée qu'avant le traitement.

Les résultats étant médiocres, M. Reboul décide de faire la résection partielle en un point assez rapproché de l'apophyse mastoïde.

Le 5 octobre 1897, à deux centimètres du sommet de l'apophyse mastoïde, incision verticale de 3 centimètres. Résection de trois centimètres de muscle. Ni appareils plâtrés, ni suspension, mais seulement manœuvres de redressement.

Le 22 novembre 1897, le malade est complétement guéri.

RÉSULTATS. — La rectitude de la tête est absolue ; tous les mouvements de flexion, d'extension et de latéralité de la tête sont possibles (22 novembre 1897).

Cette observation, qui est en dehors de notre statistique de cas personnels, est intéressante, parce que deux ténotomies, l'une sous-cutanée, l'autre à ciel ouvert, n'ont pu empêcher la récidive, et que, l'extirpation partielle seule a donné de bons résultats. Elle est donc superposable aux cas XV et XVI.

### Résultats obtenus dans nos cas
### d'extirpation partielle.

Nous suivrons le même plan que pour nos cas de ténotomie à ciel ouvert.

§ 1. Un de nos malades a moins de 4 ans (obs. XIV). Six ont de 4 à 8 ans (obs. XV à obs. XXI). On peut y ajouter le malade de Coste, âgé de 7 ans (obs. XXI). Aucun cas après 8 ans.

§ 2. Le temps après lequel nous avons pu examiner nos malades est en moyenne beaucoup moins considérable que pour nos observations de ténotomie : trois ans et demi pour l'observation XV ; neuf, dix et onze mois pour les cas XVIII, XVI, XVII ; trois mois pour XIX et XIV ; deux mois seulement pour XX que nous n'avons pu revoir.

§ 3. *Le redressement de la tête* est bon chez tous nos malades, sauf le cas XIX, où l'intervention de la volonté de l'enfant est nécessaire pour assurer la rectitude parfaite.

§ 4. *Les mouvements d'inclinaison latérale et de rotation de la tête* sont complets cinq fois ; l'inclinaison latérale étant légèrement limitée par une bride, deux fois (XVI et XX). La bride du cas XX est importante et reproduit nettement la forme du muscle réséqué.

§ 5. *L'asymétrie crânio-faciale* n'a pas été notée à la sortie de plusieurs de nos malades ; c'est que probablement elle était assez peu marquée pour ne pas attirer l'attention. Comme après les ténotomies on peut donc dire que ce symptôme est généralement atténué. Dans l'observation

XVII la disparition de l'asymétrie est presque complète;
dans les observations XVI et XVIII la diminution de l'asymétrie est sûre. L'observation XV ne porte pas mention
de ce symptôme, même avant toute intervention.

§ 6. *La scoliose* est constamment améliorée. Mis à part
le cas XV, où cette déformation n'est pas mentionnée,
nous trouvons un résultat absolument parfait dans notre
observation XVII, la déformation du rachis ayant complètement disparu. Chez les cinq autres malades on note :
persistance avec diminution plus ou moins marquée de la
déformation.

Le *déplacement en totalité de la tête sur le côté sain*
persiste dans quatre cas (XIV, XIX, XX, XVIII).

§ 7. Enfin on trouve une dépression au niveau du
muscle réséqué dans XVI et surtout XIX, c'est-à-dire deux
fois sur sept, trois fois si l'on veut compter l'observation
XVIII, où la dépression est vraiment bien légère mais dont
nous reparlerons en faisant le parallèle entre nos divers
résultats.

§ 8. Nous n'avons pas eu de récidive chez nos malades.
La récidive est cependant possible et elle a été signalée
après l'extirpation partielle, par Franke, Bunge et Stumme
entre autres. Ce dernier a bien montré que dans tous les
cas de récidive, on avait omis la complète libération des
tissus périmusculaires fibreux et rétractiles. Dans le cas
communiqué par Franke au vingt-neuvième congrès, les
feuillets aponévrotiques rétractés avaient été négligés ;
Bunge et Stumme obtinrent un résultat satisfaisant
seulement quand ils eurent définitivement libéré les adhérences négligées dans leurs premières interventions.

# CHAPITRE IV

**A.** — Parallèle entre les deux méthodes.

**B.** — La question du traitement consécutif.

**C.** — L'excision du tissu rétractile constitue-t-elle la supériorité de la résection ?

**D.** — Conclusions.

## A. — Parallèle entre les deux méthodes.

Pour établir le parallèle entre les deux modes de traitement appliquées à nos malades, nous nous placerons aux points de vue successivement envisagés quand nous examinions les résultats.

§ I. Au point de vue *esthétique*, il ne nous semble pas exagéré de dire que la résection partielle peut facilement être mise au même niveau que la ténotomie à ciel ouvert. Nous fondons cette assertion sur ce que nous avons vu nous-même et nous sommes du reste d'accord avec d'autres auteurs. Ainsi G. STUMME a écrit : « S'il est indubitable que dans la ténotomie sous-cutanée la cicatrice est presque totalement invisible, en ce qui concerne la ténotomie à découvert, il n'y a que fort peu de différence au point de vue cicatriciel avec le procédé de Mikulickz. »

Et de fait dans nos cas de ténotomies, nous voyons dans l'observation IX qu'il persiste un léger méplat au niveau du muscle sectionné; de même dans l'observation XI, où le relief manque dans la partie inférieure du muscle. D'autre part, dans nos cas de résection, une fois seulement la dépression est importante ; une fois elle est très légère et chez R..., Marie (obs. XVIII), le méplat est si peu prononcé qu'il paraît absolument *insignifiant* auprès de la cicatrice, normale cependant, de la trachéotomie faite à l'enfant. Si nous avons signalé ce cas XVIII, c'est pour permettre au lecteur de se faire une idée de la dépression cicatricielle consécutive à la résection par comparaison avec celle de la plaie trachéale.

Il y a loin de là aux dépressions étendues que l'on a reprochées aux cicatrices des résections totales. En tout cas, nous pouvons nous résumer ainsi : au point de vue esthétique et de la forme du cou, l'extirpation partielle aseptiquement faite n'est pas moins bonne que la ténotomie à ciel ouvert. Celle-ci peut, aussi bien que l'extirpation partielle, laisser une cicatrice déprimée. Après l'extirpation, la dépression est ordinairement légère et alors on ne peut pas dire qu'elle soit un inconvénient réel ; elle est exceptionnellement très marquée.

§ 2. Au point de vue de *l'attitude de la tête*, résultats satisfaisants de part et d'autre. Nous n'avons qu'un cas de redressement habituel imparfait pour nos résections partielles, nous en avons quatre pour nos ténotomies, soit le rapport 1/7 dans le premier cas, 4/13 dans le second. Ici la résection est sensiblement préférable.

§ 3. Quant à la liberté des mouvements, la résection nous donne aussi une statistique un peu meilleure : 5/7 pour l'extirpation, 8/13 pour la ténotomie.

§ 4. L'asymétrie cranio-faciale est des deux côtés constamment diminuée, il n'y a pas de nuances bien nettes entre les résultats comparatifs donnés par les deux méthodes.

§ 5. Il en est de même pour la scoliose. Mais comme nos résultats n'ont pas été constatés aussi tardivement après la résection qu'après la ténotomie, comme l'asymétrie faciale, la scoliose et le déplacement en totalité de la tête sont en somme modifiés proportionnellement au temps écoulé ; il ne peut être rationnel de faire des comparaisons trop précises.

§ 6. Nous avons, d'autre part, noté deux récidives après nos ténotomies à ciel ouvert ; après les résections partielles nous n'avons pas eu cet accident. Nous avons vu d'ailleurs que même après la résection partielle, la récidive est possible et nous avons établi quelles étaient les conditions de cette récidive. Nous renvoyons le lecteur à la page 74.

## B. — La question du traitement consécutif.

Cette question se pose ainsi : après la ténotomie à ciel ouvert, les auteurs admettent qu'il faut faire un traitement orthopédique prolongé ; les partisans de la résection donnent à l'opération de Mikulickz comme principal avantage l'inutilité du traitement orthopédique prolongé. Quels enseignements pouvons-nous tirer, à ce sujet, de nos observations personnelles ?

D'une part, ces observations montrent que la ténotomie à ciel ouvert a donné des résultats satisfaisants après un traitement orthopédique de courte durée et très simplifié.

Ce traitement ne serait nécessaire que si l'on voulait corriger les petits détails de la déformation, c'est-à-dire faire disparaître complètement la surélévation de l'épaule, remédier à la courbure de compensation occipitale, etc. Tous ces symptômes ne sont que minimes imperfections, justiciables d'un traitement orthopédique prolongé, une fois qu'est définitivement modifié le mauvais équilibre de la tête.

D'autre part, la résection nous a donné des résultats équivalents ou à peu près, c'est-à-dire qu'elle laisse persister aussi ces imperfections. A ce point de vue elle n'est donc pas sensiblement supérieure à la ténotomie.

### C. — L'excision du tissu rétractile constitue-t-elle la supériorité de la résection?

Le dernier argument invoqué en faveur de l'extirpation partielle est que, par la suppression du tissu atteint de myosite fibreuse susceptible de se rétracter, cette opération fait disparaître une chance de récidive. Cet avantage n'est pas démontré. Lorsqu'il y a récidive, elle est due plutôt à la rétraction du tissu cicatriciel opératoire qu'à la continuation de la rétraction de la lésion du muscle. La preuve en est que la myotomie donne d'aussi bons résultats chez les sujets très jeunes que chez les sujets plus âgés, et que nos deux cas de récidive sont survenus chez des enfants déjà grands et chez qui on pouvait supposer éteint le processus sclérosant du muscle. D'autre part la résection ne met pas sûrement à l'abri de la récidive.

## D. — Conclusions.

I. La ténotomie à ciel ouvert, sans redressement forcé de la scoliose cervicale, peut donner des résultats très satisfaisants si l'on a soin de faire, dans un second temps opératoire, un large débridement des tissus aponévrotiques voisins.

II. Cependant la résection partielle paraît assurer plus souvent une attitude absolument parfaite de la tête et l'amplitude complète des mouvements.

III. Les deux méthodes laissent persister à peu près au même degré les petites imperfections consécutives au torticolis : asymétrie crànio-faciale, scoliose, etc.

IV. La déformation du cou est à peu près la même dans l'une et l'autre méthode. Si la résection donne un certain aplatissement latéral à la base du cou, la ténotomie simple laisse souvent persister une bride, assez visible parfois.

V. La récidive est peut-être plus fréquente après la ténotomie qu'après la résection ; cette dernière ne l'empêche pas absolument.

VI. Les avantages invoqués en faveur de la résection : de ne pas nécessiter un traitement post-opératoire prolongé, d'enlever le tissu atteint de myosite interstitielle susceptible de rétraction, ne semblent pas très justifiés.

VII. En résumé, on peut dire : les deux méthodes sont presque équivalentes ; il y a cependant un léger avantage en faveur de la résection. D'où il résulte que la résection devrait être préférée, puisqu'elle n'est ni plus déformante, ni moins simple que la ténotomie. — En tout cas on doit préférer la résection dans les formes graves du torticolis et dans les récidives.

# BIBLIOGRAPHIE


HELFERICH. — 27ᵉ Congrès chir. 1898 ; *Centr. fur. chir.*, 1898.

*Bulletin de la Soc. chir.* 1890, Discussion.

LORENZ. — Zur. Path. und. thérap. des muscul. Schiefhalses. *Win. Klin. Wochenschrift*, 1891, t. IV, p. 318, 339 ; *Mercredi médical*, 1891, p. 112.

LORENZ. — *Centrabl. fur. chir. 1895*, t. XXII, p. 105 : Zur. thérap. des musk. Schief. (Orig. Mitheil).

MIKULICKZ. — Ueber die Exstirpation des Kopfniker beim muscularen Schiefhals... *Centr. fur. chir. 1895* (Orig. Mittheil).

VOLKMANN (R.). — *Centr. fur. chirurg.* 1885. XII. (Orig. Mittheil).

MAASS. — *Revue des maladies de l'Enfance*, 1903.

HARTMANN. — Bruns, clin. chir. Bd. XV.

E. GERHARDSTUMME. — *Zeitschrift fur. orthoped. chir. Stuttgart 1901.*

BRADFORD. — *Boston med. and surg. Journal*, 1888.

DESSIRIER L.. — « Des ténotomies sous-cutanées et à ciel ouvert, dans le traitement du torticolis musculaire chronique ». *Thèse* de Lyon, 1890.

DUTERTRE (E.). — « De la ténotomie à ciel ouvert, comme traitement du torticolis musculaire chronique, consécutif à une rétraction de st.-mastoïdien ». *Thèse*, Paris 1889.

GROSS (Fr.). — *Semaine médicale*, 1890.

GUYON. — In Dechambre, art. Torticolis.

HENDRIX. — Société belge de chir., 15 mars 1896.

KIRMISSON. — Traité des maladies chirurgicales d'origine congénit. ; *Bulletin et mém. Soc. chir.*, 1889.

QUÉNU. — Traité des malad. chir. d'orig. congén. ; *Bulletin et mém. Soc. chir.*, 1890.

Pecu. — *Thèse*, Montpellier 1897.

Coste Martial. — De la nécessité d'une extirpation partielle du sterno.
  cléido-mastoidoien, dans certaines variétés de torticolis chronique. *Thèse*. Montpellier, 1899-1900, n° 19.

Redoul. — Associat. franç. pour l'avancement des sciences, 1899.

Noté-Josserand. — *Tr. d'orthopédie*, Collect. Testut. (en publication).

Redard. — Le torticolis et son traitement. Paris, 1898, chirurgie
  orthopédique, *Gaz. méd. de Paris*. 1889.

Walther. — *Traité de chir*. de Duplay et Reclus.

Osten. — *Thèse*. Paris 1895. « Etude sur les résultats obtenus par la
  ténotomie dans les torticolis musculaires chroniques »

Phocas. — Leçons clin. de chir. orthop.

Berger. — *Rec. des mal de l'Enf.*, 1899, p. 285.